中医思维方法

趣味应用卷

主　编　邢玉瑞

副主编　屈可伸　邢　梦
　　　　薛　辉　赵心华

科学出版社

北京

内 容 简 介

　　《中医思维方法·趣味应用卷》分为哲学思维、思维方法、理论思维、临床思维与典型案例分析五个单元，主要选取哲学、逻辑思维、理论、临床诊治中具有思维方法性质且特色鲜明的命题，或者一些理解、运用有新创意的命题，结合具体案例进行阐述，并选择古今名家典型医案 15 个，运用中医思维方法加以分析，颇具有实用性与趣味性。

　　本书可作为中医药院校学生以及中医临床、科研、教学工作者提高中医思维能力的重要参考书，也可供中医爱好者阅读。

图书在版编目（CIP）数据

中医思维方法. 趣味应用卷 / 邢玉瑞主编. —北京：科学出版社，2023.10
ISBN 978-7-03-076624-3

Ⅰ. ①中… Ⅱ. ①邢… Ⅲ. ①中医学–思维方法 Ⅳ. ①R2-05

中国国家版本馆 CIP 数据核字（2023）第 188203 号

责任编辑：鲍　燕 / 责任校对：刘　芳
责任印制：徐晓晨 / 封面设计：黄华斌

科学出版社 出版
北京东黄城根北街 16 号
邮政编码：100717
http://www.sciencep.com
河北鑫玉鸿程印刷有限公司　印刷
科学出版社发行　各地新华书店经销

*

2023 年 10 月第　一　版　　开本：787×1092　1/16
2023 年 10 月第一次印刷　　印张：36 1/2
字数：890 000
定价：198.00 元
（如有印装质量问题，我社负责调换）

前　言

　　《中医思维方法·趣味应用卷》作为《中医思维方法·方法体系卷》的补充，主要考虑到中医思维方法涉及到哲学、逻辑学、认知科学、思维科学以及中医学等诸多学科，理论性较强，具有一定的深度与难度，况且还要保证中医思维方法体系框架的完整性，所以相对而言趣味性较为欠缺。为了弥补此缺陷，便于读者学习以及老师教学的需要，原计划撰写一本《趣味中医思维》，着重于趣味性与实用性，后因为出版的方便，故改名为《中医思维方法·趣味应用卷》。

　　中医思维方法，其内涵是指以中国传统哲学观为指导思想，认识世界与人体生命活动，构建中医药理论与开展临床实践活动的手段、方式和途径。外延包括理论建构、临床实践、科学研究中所采用的基本思维方式、方法，以及运用中医药理论知识指导临床诊疗、科研活动的方法等。故本书分为哲学思维、思维方法、理论思维、临床思维与典型案例分析五个单元，主要选取哲学、逻辑思维、理论、临床诊治中具有思维方法性质，且特色鲜明的命题，或者一些理解、运用有新的创意的命题，结合具体案例进行阐述。由于篇幅所限，一些中医学界耳闻能详、普遍应用的命题则排除在外，因此藏象、气血津液、病因病机乃至治则治法中的一些命题并没有收录，如心主血脉、肺主宣发肃降、脾主运化、肝主疏泄、肾主藏精、六腑以通用及以降为顺、气为血帅、血为气母、津血同源、风胜则动、治风先治血、审证求因、治病求本、补虚泻实、标本缓急、健脾宜升、通胃宜降等。第五部分典型案例分析，选择古今名家典型医案15个，试图从哲学思维方法、一般思维方法、理论思维方法以及临床思维方法的角度，从诊治获得疗效与误诊、误治两个层面，分析不同医家在具体疾病诊治过程所采用的思维方法，此亦是对传统中医病案分析的一种初步尝试。

　　需要说明的是，除一些逻辑思维方法外，中医哲学、理论多是对经验事实的一种解释性说明，虽然可以启迪人们的思维，提供一种思路，但并不是必然性的推论。因此，在实际应用中，切勿将或然作必然看待。

　　本书的编写一方面得益于作者长期的研究思考，同时更得益于古今医家丰富的经验积累与资料，在此对于所引用资料的作者以及科学出版社的曹丽英、鲍燕两位女士所付出的心血，表示衷心感谢。

邢玉瑞

2022 年 7 月 1 日

目　　录

1 哲学思维篇

　　恩格斯在《自然辩证法》一书中指出："不管自然科学家采取什么样态度，他们还是得受哲学的支配。问题只在于：他们是愿意受某种坏的时髦哲学的支配，还是愿意受一种建立在通晓思维的历史和成就的基础上的理论思维的支配。"中医学理论体系的建构、发展与演变，植根于中国传统文化的土壤之中，与中国古代哲学有着密不可分的联系，中医思维方法也是建构于中国古代哲学观基础之上的。因此，要掌握中医思维方法，就必须掌握以中国古代哲学为主的相关哲学思维方法。

1.1 天人合一

经水者，皆注于海，海有东西南北，命曰四海。黄帝曰：以人应之奈何？岐伯曰：人有髓海，有血海，有气海，有水谷之海，凡此四者，以应四海也。

《灵枢·海论》

天人合一在中国文化中是重要的理论预设、思想共识、共同信仰和思维模式[①]。中医学深受天人合一观的影响，主要从自然之天与人的关系角度来研究天人关系以及人的生命活动，提出了"人与天地相参"（《素问·咳论》）的命题，系统阐述了天人合一的原理，主要反映在以下三个方面：一是天人同源，即气是宇宙万物与人生成的本原，此乃中医理论体系构建的基元。二是天人同构，即人与自然具有相同的阴阳、三才、五行等结构，由此形成中医理论体系构建的框架。三是天人同道，即人与自然万物之间具有相同的阴阳消长及五行生克制化等规律。《素问·生气通天论》指出："天地之间，六合之内，其气九州、九窍、五脏、十二节，皆通乎天气。"提出了"生气通天"的命题，此乃为中医理论体系构建的基本理据。

中医学以天人合一的哲学观为基础，将其作为自己的认识论、方法论和价值观，来建构中医理论体系并指导中医临床实践。天人合一强调主体与客体的合一，由此必然引出整体思维、取象比类、直觉思维等方法。同时，天人合一之"推天道以明人事"，又是中医理论建构及临床思维中逻辑推演的大前提。《灵枢·海论》正是基于浑天说自然界有四海（见图 1-1），从"人与天地相参也，与日月相应也"（《灵枢·岁露论》）的原理出发，类推出人体也有四海。如杨上善《太素·四海合》言："十二经水者，皆注东海，东海周环，遂为四海。十二经脉皆归胃海，水谷胃气环流，遂为气、血、髓、谷之海，故以水谷之海比于东海也。"

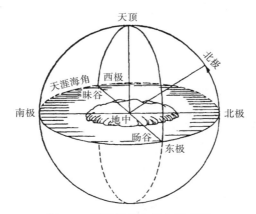

图 1-1　浑天说宇宙结构示意图

① 刘笑敢. 天人合一：学术、学说和信仰——再论中国哲学之身份及研究取向的不同[J]. 南京大学学报（哲学·人文科学·社会科学），2011（6）：67-85.

1.2 以 天 观 人

阳气者，若天与日。失其所则折寿而不彰，故天运当以日光明。是故阳因而上，卫外者也。

《素问·生气通天论》

基于"天人合一"的观念，古人"推天道以明人事"，常以观察到的自然物象及其变化规律为模型，类比推论人体的生命活动。《素问·生气通天论》即以太阳为人体阳气的天然模型，来推论人体阳气的生理功能及运行规律。一方面从太阳温暖大地，蒸发地面水分，促进万物生长，推论出人体阳气具有温煦脏腑形体、蒸化水液及"阳因而上，卫外者也"等作用；另一方面，根据日出日落的太阳视运动推论人体阳气的消长变化，认为平旦阳气生发，日中阳气隆盛，日西阳气虚衰，夜间阳气潜藏内敛。明代张介宾则从太阳的唯一性出发，即"天之大宝，只此一丸红日"，而推出"人之大宝，只此一息真阳"（《类经附翼·大宝论》）的结论。

又如在日常生活中，人们观察到质地轻的物体呈现上升的趋势，质地重的物体呈现下降的趋势。将此认识引入气学说中，从气一元论的立场出发，认识天体的演化，自然会形成气之清轻者上升而为天，气之重浊者下降而为地的理念。如《素问·阴阳应象大论》说："故积阳为天，积阴为地……清阳为天，浊阴为地。"指出阳气清轻上升汇聚形成天，阴气重浊下降凝聚形成地。《素问·阴阳应象大论》又说："水火者，阴阳之征兆也。"火性炎热、升腾、轻浮、活动，较集中地体现了阳的特性；水性寒冷、沉静、下降，较集中地反映了阴的特性。而"水曰润下，火曰炎上"（《尚书·洪范》），由此则形成了阳升阴降的观点。根据天人合一之理，自然界阳升阴降，则人体生命活动亦当如此。故《素问·阴阳应象大论》又说："清阳出上窍，浊阴出下窍；清阳发腠理，浊阴走五脏；清阳实四肢，浊阴归六腑。"若阳升阴降失常，"清气在下，则生飧泄；浊气在上，则生䐜胀"，此所谓"阴阳反作，病之逆从也"。这种阳升阴降的观点，为后世中医治疗学提供了理论依据。如清阳不能出上窍，导致耳目不聪，可用益气聪明汤以益气升阳；清阳不能发腠理，致表虚卫阳不固，可用玉屏风散以益气固表；清阳不能实四肢致四肢厥冷，可用四逆汤以温阳救逆；中焦阳气不升致泄泻，可用补中益气汤加味以益气升阳止泄。浊气不降致腹胀，可用木香顺气汤等以行气降浊；浊阴不能出下窍，致二便不通，可用通泻之法以泻下或利水等。

1.3 以人观天

中国人的科学或原始科学思想认为：宇宙内有两种基本原理或力，即阴与阳，此一阴阳的观念，乃是得自于人类本身性交经验上的正负投影。

李约瑟《中国古代科学思想史》

中国古人在认识天地万物时，是绝对地自觉地以人身为尺度，强调"用身体知道"的身体思维方式。张再林[①]认为中国传统哲学为一种身体性哲学，呈现出"身体→两性→家族"的中国式的哲学范式。"阴阳"之"要"与其说是以一种"远取诸物"的方式，指向自然界的某两种事物及其属性，不如说是以一种"近取诸身"的方式，指向人类男女两性。作为阴阳思想渊源的《周易》，正是以男女关系来理解、思索阴阳关系的。《系辞下》云："天地氤氲，万物化醇；男女构精，万物化生。"天地阴阳之气交感化生万物的思想，正是对男女两性交合的引申。

从发生学出发，男女之交在一切交感、交往中具有发生学意义上的优先性，如《序卦传》所说："有男女，然后有夫妇；有夫妇，然后有父子；有父子，然后有君臣；有君臣，然后有上下；有上下，然后礼仪有所错。"从逻辑学出发，男女之交与一切交感、交往具有逻辑上的同构性。因此，可以把男女两性的关系普遍地向外推广，认为天地万物都有生命，并且都应该以男女阴阳的观点去看待它们。从空间的角度而言，"上下之位，气交之中，人之居也……气交之分，人气从之，万物由之"（《素问·六微旨大论》），人生活在天地阴阳气交之中，顺应阴阳升降变化，从而生生不息，万物也由此而化生。从时间的角度而言，春生夏长，万物华实，昭示着"天气下降，地气上腾，天地和同，草木萌动"；秋收冬藏，万物凋零，则昭示着"天气上腾，地气下降，天地不通"（《礼记·月令》）。中医学以阴阳交感论述生命的生成，如《素问·宝命全形论》曰："人生于地，悬命于天，天地合气，命之曰人。"由此可见，阴阳二气的交感相错、氤氲合和，不仅是宇宙万物生成和发展变化的根源，而且阴阳相交与否实际上成了事物或吉或凶的价值判定标准。这种基于生命现象观察形成的阴阳交感理论，又引发出阳降阴升的运动形式，如《素问·六微旨大论》曰："天气下降，气流于地；地气上升，气腾于天，故高下相召，升降相因，而变作矣。"进而又推演出人体脏腑、阴阳交感的理论，所谓"心肺，阳也，居上；肝肾，阴也，居下；脾居中亦阴也，属土……脾具坤静之德，而有乾健之运，故能使心肺之阳降，肾肝之阴升，而成天地交之泰，是为无病之人"（《格致余论·鼓胀论》）。

---

① 张再林. 身体哲学视野下的中国传统生命辩证法——兼论中西辩证法的理论之辨[J]. 中国人民大学学报, 2013, 27（3）: 39-46.

1.4 天 人 同 构

> 天地之间，六合之内，不离于五，人亦应之，非徒一阴一阳而已也。
>
> 《灵枢·通天》

由元气→阴阳→五行演化万物的宇宙生成论，自然可以推导出宇宙万物具有元气、阴阳、五行等相同结构的认识，说明天与人不仅构成质料相同，而且结构也相近。这里的结构，并不是指物质材料结构，而是指阴阳、五行以及天、地、人三才结构等。如《素问·金匮真言论》说："故曰：阴中有阴，阳中有阳。平旦至日中，天之阳，阳中之阳也；日中至黄昏，天之阳，阳中之阴也；合夜至鸡鸣，天之阴，阴中之阴也；鸡鸣至平旦，天之阴，阴中之阳也。故人亦应之。"说明人体具有与自然相同的阴阳时空结构。同时，该篇又提出"五脏应四时，各有收受乎"的问题，具体阐述了人与自然具有相同的五行时空结构。因此，人与自然界万物以阴阳、五行之同构为中介而通应，心"为阳中之太阳，通于夏气"；肺"为阳中之少阴（原作太阴），通于秋气"；肾"为阴中之太阴（原作少阴），通于冬气"；肝"为阴（原作阳）中之少阳，通于春气"；脾"为至阴之类，通于土气（长夏）"（《素问·六节藏象论》）。隆盛之阳为太阳，初生之阳为少阳，隆盛之阴为太阴，初生之阴为少阴，它既是五脏的阴阳属性，也是五时之气的盛衰消长，由此构成"四时五脏阴阳"的理论。

此外，在《黄帝内经》中，对人与自然的三才、九宫、天六地五、十二月等同构模式也有所论述。

1.5 天 人 同 道

> 夫五运阴阳者，天地之道也，万物之纲纪，变化之父母，生杀之本始，神明之府也，可不通乎！
>
> 《素问·天元纪大论》

由于人与自然同源于一气，具有相同的阴阳五行结构。所以，人与自然万物之间也具有相同的规律，具体为阴阳的消长转换及五行的生克制化。自然界的阴阳消长及五行运转势必对人体的生理、病理造成影响。如就季节变化而言，《素问·脉要精微论》提出"四变之动，脉与之上下"，人体脉象呈现出春弦、夏洪、秋浮、冬沉之象。就一天来说，人体的疾病往往随昼夜阴阳消长而进退。《灵枢·顺气一日分为四时》说："朝则人气始生，病气衰，故旦慧；日中人气长，长则胜邪，故安；夕则人气始衰，邪气始生，故加；夜半人气入脏，邪气独居于身，故甚也。"《素问·四气调神大论》则提出"春夏养阳，秋冬养阴"，以顺应四时变化而调养形神的原则与具体方法；《黄帝内经》并反复强调对疾病的治疗，也要考虑自然界阴阳之消长及五行之运转，以因时制宜，所谓"圣人之治病也，必知天地阴阳，四时经纪"（《素问·疏五过论》）。《素问·五常政大论》也指出："故治病者，必明天道地理，阴阳更胜，气之先后，人之寿夭，生化之期，乃可以知人之形气也。"这些均反映了人与天地自然具有同步节律的思想。由此奠定了中医学顺时以养生与诊治疾病的思想基础，促进了中医时间医学的形成。

1.6 异级同构

> 非只一岁也，虽一时一刻之短，而五行之气莫不存；非特一物也，虽一毫一芒之细，而五行之化莫不载。
>
> 宋·刘温舒《素问入式运气论奥》

异级同构，是关于天地万物结构关系的一种认识，类似于系统论中的同构理论，它认为不同层次上的事物可以有相同的空间或时间结构形式，或者说，部分具有整体的结构形式。《吕氏春秋·审分览·执一》曰："以身为家，以家为国，以国为天下。此四者，异位同本。故圣人之事，广之则极宇宙、穷日月，约之则无出乎身者也。"即反映了一种身体、家、国同构的思想。中医学在中国古代哲学的影响下，构筑了一个以太一（太极）、阴阳（两仪）、三才（天、地、人）、四季、五行、十二月等为基本时空构架的庞大网络。这些不同的结构形式，可以体现在不同层次的事物中，从而形成一种异级同构的关系。如《素问·金匮真言论》说："夫言人之阴阳，则外为阳，内为阴；言人身之阴阳，则背为阳，腹为阴；言人身之脏腑中阴阳，则脏者为阴，腑者为阳。肝、心、脾、肺、肾五脏皆为阴，胆、胃、大肠、小肠、膀胱、三焦六腑皆为阳……故背为阳，阳中之阳，心也；背为阳，阳中之阴，肺也；腹为阴，阴中之阴，肾也；腹为阴，阴中之阳，肝也；腹为阴，阴中之至阴，脾也。"再进一步推演，则每一脏腑又各具阴阳，如肝阴肝阳、肾阴肾阳、胃阴胃阳，等等。《灵枢·顺气一日分为四时》提出一日与一年具有相同的时间结构，所谓"以一日分为四时，朝则为春，日中为夏，日入为秋，夜半为冬"，且二者具有相似的阳气盛衰节律变化。一年有春、夏、长夏、秋、冬五季，《素问·玉机真脏论》提出"一日一夜五分之，此所以占死生之早暮也"，《素问·脏气法时论》具体阐述了五脏主时的病理节律。

《素问·三部九候论》在"天地之至数，合于人形血气"思想的指导下，提出全身三部九候诊脉法，将人体诊脉部位一分为三，进一步按照异级同构的原理，每一部再分天、地、人三部，以诊候不同脏腑部位的病证。基于五行异级同构的模式推演，古人又提出五行互藏的理论，说明五行学说所描绘的宇宙结构，是具有多层次的体系。《灵枢·阴阳二十五人》以此建构了独具特色的人的分类说——阴阳二十五人；张介宾"凡五脏之气，必互相灌濡，故五脏之中，必各兼五气"（《景岳全书·脉神章》）之论，以及周慎斋提出"心之脾胃，肝之脾胃，肺之脾胃，肾之脾胃，脾胃之脾胃"（《慎斋遗书》卷一）的说法，均与五行异级同构的模式推演有关。中医的面部望诊法、寸口脉诊法、舌诊法等，即隐含着人体某些部分与全身异级同构的思想。中医治疗学以异级同构和同类感应为基础，形成了头皮针、耳针、面针、鼻针、腕踝针等针刺方法。

1.7 道法自然

> 人法地，地法天，天法道，道法自然。
>
> 《老子·二十五章》

　　道法自然与天人合一的观念密切相关。老子在道论的基础上提出"道法自然"的命题，认为人道应当效法天道之自然。一般认为，"道法自然"就是把"自然"视为"道"的内在法则与根本存在方式，肯定"道"的本性是纯任自然——即自己如此。它强调的是宇宙和世界是完全按照自然而然的法则、自己如此的方式存在和活动的。而人道要效法天道，天道是"万物作焉而不辞，生而不有，为而不恃，功成而弗居"（《老子》二章），即无为而因任自然。因此，人道应同天道一样，顺乎万物之自然，遵从事物发展的必然趋势，"辅万物之自然而不敢为"（《老子》六十四章）。罗安宪[①]认为，"自然"的本义是"自己而然"、无有外力强迫，亦即自生、自化、自成，自本自根。"自然"是一共有概念，是人与物相共的；"无为"是人类所独有的概念，是抵达"自然"、恢复"自然"之简便途径。自然无为既可合而言之，亦可分而言之。合而言之，自然即无为，无为即自然，故曰自然无为。分而言之，自然是道之本性，亦可称为道体；无为是道之运作，是人之所应效法者，亦可称为道用。或自然是价值和目标，无为是方法性原则。但就人道之无为而言，不同于天道之不掺杂任何一点人的因素，人道则要有人的参与，故不是无任何作为，而是要因势利导，因性任物，因民随俗，给外物创造良好的条件，使其自然化育，自然发展，自然完成。可见，无为实际上是一种合乎自然法则的有为，即所谓"道常无为而无不为"（三十九章），由此又引出了"因循"的观念。

　　"道法自然"为人提供了一种认知方式，塑造着人们看待世界的独特视角，影响着人的

① 罗安宪. 论老子哲学中的"自然"[J]. 学术月刊，2016，48（10）：36-42.

思想和行动。中医学正是基于这种道法自然的理念，首先，发展出顺势思维的方法，提出了因时、因地、因人制宜的治则，强调要综合考虑诸种因素，顺应病势及阴阳消长、脏腑经络气血运行的规律，把握最佳时机，以最小的成本达到最佳的疗效。其次，中药、针灸、推拿、食疗等中医治疗方法，强调依靠、调动、发挥人的生命活动的自组织作用，着眼于背景的功能调理、治本、自和，也体现了当代系统科学的自主性原理。第三，从养生的角度而言，道法自然则导向顺时养生以及虚静无为、少私寡欲的精神调摄。

1.8　同气相求

> 同声相应，同气相求；水流湿，火就燥；云从龙，风从虎。圣人作而万物睹，本乎天者亲上，本乎地者亲下，则各从其类也。
>
> 《易传·文言传》

　　同气相求，是指根据一定的模型对事物进行归类与推理的原理。中国古人思维的特点就是关注"类"，实则是通过"物象"和符号"象"来把握"类"之"理"，侧重"类"的区分性、功能性，没有提出什么是本质属性、什么是非本质属性的问题，不同于古希腊人偏重"类"的属种关系和"类"的抽象本质[①]。因此，这种同气相求的分类原理，大致可概括为以下四个方面：①特征同一，即不同事物在感性特征上的相似和一致。如五行中五方配五时，即与五方和五时在气候、物候方面的特征同一有关。②效能同一，指不同事物在功能和行为方式上的相似和一致。如大地养育万物，脾胃化生气血滋养全身，功能相近归为一类。③聚合同一，即从时空的角度而言，凡是能够相感、相从、相召、相动，聚集在一起的事物，同气相求，归为一类。《易传·系辞上》概括为"方以类聚，物以群分"。如春季多东风，气候温和，植物萌芽生长，到处呈现绿色，这些现象之间有相从、相动的关系，故同归于五行木一类。④关连同一，即通过中间环节的连递而相互联系。中医对事物的阴阳、五行归类，即遵循上述思路。

　　根据同气相求的原理不仅可以对事物进行归纳分类，同时，在分类的基础上又可以进行演绎推理。如张介宾《类经·阴阳类》说："盖阴阳之道，同气相求，故阳伤于阳，阴伤于阴。"即阳邪易伤人体属阳的部位，导致阳气亢盛；阴邪易伤人属阴的部位，导致阴气偏盛。《素问·金匮真言论》云："五脏应四时，各有收受。"由于人身五行与天地之五行有同类相从的关系，天地四时五行之气分别与五脏相通应，因而时令邪气亦随五行之气侵入人体相应的脏而致病，导致主时之脏受伤而先发病，正所谓"同气相求""以类相从"。如《素问·咳论》云："人与天地相参，故五脏各以治时，感于寒则受病，微则为咳，甚则为泄为

---

　　① 刘明明. 中国古代推类逻辑研究 [M]. 北京：北京师范大学出版社，2012：66.

痛。乘秋则肺先受邪，乘春则肝先受之，乘夏则心先受之，乘至阴则脾先受之，乘冬则肾先受之。"《素问》七篇大论论述运气变化失常发病，也常为同气相求，伤及相应之脏而发病，《素问·至真要大论》概括谓："以所临脏位，命其病者也。"这也是"同类相应"思想在中医学中的体现。

1.9　恒动变易

二气交感，化生万物，万物生生不已，变化无穷焉。

周敦颐《太极图说》

　　张岱年[①]说："中国哲学有一个根本的一致的倾向，即承认变易是宇宙中之一根本事实。变易是根本的，一切事物莫不在变易之中，而宇宙是一个变易不息的大流"。中国古代哲学认为气是宇宙万物构成的本源，而气分阴阳，阴阳二气的相互作用是变易的根本动力，循环往复是变易的总体趋势。如《易传·系辞下》曰："刚柔相推而生变化""刚柔相推，变在其中矣"。阳的性质为刚，阴的性质为柔，刚柔相互作用而推动事物的变化，也就是阴阳推动事物的变化。《易传·系辞下》并指出："易之为书也，不可远，为道也屡迁。变动不居，周流六虚，上下无常，刚柔相易，不可为典要，唯变所适。"说明运动是事物之本性，一切都在流转之中，世界本身就是一个不息的运动过程。基于对事物恒动变易的认识，又提出了"唯变所适"的处事原则，只有"通其变，使民不倦；神而化之，使民宜之。《易》穷则变，变则通，通则久，是以自天祐之，吉无不利"（《易传·系辞下》）。

　　中国哲学恒动变易的观点，确立了中医学以变化的观点考察人体生命活动及其与环境关系的思想基础，由此阐释了生命活动以及疾病诊治的相关规律。①生命和谐运动观。不仅认为个体生命有着生、长、壮、老、已的演变过程，而且气、血、津液等生命物质也在不断地循环运动，生命本原之气不断进行着升降出入的运动，所谓"出入废则神机化灭，升降息则气立孤危"（《素问·六微旨大论》）；在气的推动下，血、津液也在不断地循环输布，脏腑功能活动方能正常进行。这种生命活动，又受自然环境的影响进行着自稳调节，呈现出日、月、季、年等周期变化或地域的适应性变化。②疾病动态失常观。一方面疾病的发生是上述自稳调节的动态机制失调；另一方面，中医认为疾病本身有其发生演变的动态变化，呈现出病位的转移与病性的转化，而且受环境与患者体质等因素的影响，也有相应的变化。③诊疗动态变化观。正由于疾病处于不断的运动变化之中，在不同的阶段表现为不同的证，由此形成了中医辨证论治的方法。如张仲景《伤寒论》第16条云："观其脉证，知犯何逆，随证治之。"三因制宜，正是基于疾病受个体及环境的影响而变化，所提出

①　张岱年. 中国哲学大纲[M]. 北京：中国社会科学出版社，1982：94.

的"唯变所适"的处理方法。④先机而动的治未病观。《易传·系辞下》曰："几者,动之微,吉(凶)之先见者也。君子见几而作,不俟终日。""几"就是事物发展变化的征兆和苗头,善于观察运动变化的人,必善于"知几",及时采取正确的行动,促使事物向有利的方向转化发展。此可谓中医治未病以及针刺"守机"的哲学思想基础。

1.10 中和协调

> 喜怒哀乐之未发,谓之中;发而皆中节,谓之和。中也者,天下之大本也;和也者,天下之达道也。致中和,天地位焉,万物育焉。
>
> 《中庸》

"中和",即中正和谐,是中国古代哲学世界观、方法论和境界说的统一,它对中国人的思想方式、处世态度和价值取向乃至民族性格,都产生了巨大而深远的影响,在中医学中也留下了比较显著的印记。

"中"主要表达对事物分寸的适度把握和控制,强调做事之"度"的不偏不依、恰到好处。"和"是不同事物或对立物之间的和谐统一,是宇宙万物赖以产生和发展的根本原由,是对立物处于无"太过""不及"的适度(均衡)的状态,也是人的一种价值追求对象。战国时期的《中庸》一书正式提出了"中和"的概念,以"致中和"解释"中庸":一是从人性论角度解释中庸,人的喜怒哀乐之性"未发"时,不偏不倚,故称为"中";已发之后"皆中节",既无太过也无不及,处于和谐状态,故称为"和"。二是从本体论角度,提出"中也者,天下之大本也",这个意义上的"中"与中国哲学的最高范畴"天道"具有绝对的同一性,从而具有形而上的本体论意义。《左传·成公十三年》曰:"民受天地之中以生,所谓命也。"牟宗三[①]认为:"天地之中即天地冲虚中和之气,或一元之气。"冲气、中气居阴阳二气之中,而且能"冲和"二气以成万物。故中气就是生人之气,人也就是中气的生命化、肉体化、智能化,"中"也就成了人的存在形式、存在根据。三是只有通过道德修养,才能达到"中和"的境界,从而使天地得其位,万物得其育。董仲舒在《春秋繁露·循天之道》中全面阐述了中和观,他认为中和是宇宙万物赖以生成的根据,是治国与养生的根本原则,"能以中和理天下者,其德大盛;能以中和养其身者,其寿极命",并从饮食、居处、劳逸、欲恶、动静、情志等方面论述了致中和以养生的方法。

中医学从中和协调的哲学理念出发,提出了中和的健康观、失中的病因观、失和的疾病观以及求和、适中的养生与治疗观等。人体的健康乃是人体脏腑、气血、阴阳、形神以及人与环境之间关系的和谐,所谓"阴平阳秘,精神乃治"(《素问·生气通天论》)。疾病

---

① 郑家栋. 道德理想主义的重建——牟宗三新儒家论著辑要[M]. 北京:中国电视广播出版社,1992:192.

乃是由于"生病起于过用"（《素问·经脉别论》）而对上述和谐状态的破坏，所谓"血气不和，百病乃变化而生"（《素问·调经论》）。诊治疾病与养生以中和为最佳境界，治疗当"和"以所宜，令其条达，达到人与自然以及人体气血、阴阳、形神的有机和谐；用药强调中病即止，"补泻无过其度"（《灵枢·五禁》）；养生主张天人和、动静和、形神和、五音和、饮食和等，"因而和之，是谓圣度"（《素问·生气通天论》）。

1.11　形　神　一　体

> 形者神之质，神者形之用；是则形称其质，神言其用；形之与神，不得相异。
>
> 范缜《神灭论》

形与神是标志人的结构和生命本质的一对范畴，形神关系是哲学、宗教和自然科学的重大问题。形，指形体，即脏腑身形；神，指以五神、五志为特征的心理活动。形神关系，中国古代多具体化为身心关系。古人以气论为哲学基础，气出于身心两端之底层，身是气的凝聚在场，心是气的神妙发用。正是凭借气的运行，身心得以一体贯通、相互依存，身体在本质上是一种"身心互渗"的身体。

中医学依据长期医疗实践中积累起来的生理病理方面的知识，并吸取先秦哲学家的形神关系思想，提出独具特色的形神观。①形与神俱。人的形体与精神，是一个不可分割的统一整体，神寓于形中，形盛则神旺，形衰则神去。人的精神活动依附于五脏而存在，是五脏的一种生理功能，其中心主神明为主宰，五脏均参与人的精神活动，所谓"心者，君主之官，神明出焉"（《素问·灵兰秘典论》）"五脏所藏：心藏神，肺藏魄，肝藏魂，脾藏意，肾藏志"（《素问·宣明五气》）。另外，人的精神活动还取决于气、血、津液等生命物质。②神由形生。神受先天之精与后天水谷之精的共同作用，且受外物的影响而成。《素问·六节藏象论》说："五味入口，藏于肠胃，味有所藏，以养五气，气和而生，津液相成，神乃自生。"阐述了神与脏腑以及生命活动物质的关系。《灵枢·本神》指出："所以任物者谓之心"，随后才有意、志、思、虑、智等心理活动，强调了神的形成与外物刺激的关系。③神为主宰。在肯定形体决定精神的同时，又十分强调神对形的主宰作用，认为人体脏腑功能的协调，对外界自然、社会环境的适应，均离不开神的调节作用。《灵枢·本脏》指出："志意者，所以御精神，收魂魄，适寒温，和喜怒者也……志意和，则精神专直，魂魄不散，悔怒不起，五脏不受邪矣。"即说明了神对形的调节作用。④形神互病。形与神生理上的相辅相成，自然导致在病理情况下会相互影响，《慎斋遗书》卷一云："病于形者，不能无害于神；病于神者，不能无害于形。"⑤形神共治。基于上述形与神之间的互用、互制的关系，中医学在治疗疾病和养生方面，认为调神可以健形，刺形可以调神，强调形神的兼养共调。如《素问·四气调神大论》强调养生要循四时阴阳变化的规律，而形神兼养。《灵枢·本神》

指出："凡刺之法，先必本于神。"强调在治疗疾病的过程中，医生要充分发挥病人的能动性，注意精神因素的作用。《素问·针解》具体指出："必正其神者，欲瞻病人目，制其神，令气易行也。"均体现了形神共治的思想。

1.12 时间本位

> 故阴阳四时者，万物之终始也，生死之本也。逆之则灾害生，从之则苛疾不起，是谓得道。
>
> 《素问·四气调神大论》

　　时空是事物存在的最基本形式，从时空角度而言，东方文化是时间型文化，西方文化是空间型文化。中国古代哲学认为气是宇宙万物构成的本原，而气分阴阳，阴阳二气的相互作用，推动着事物的运动变化，宇宙本身为一生生不息的时间流。如周敦颐《太极图说》说："二气交感，化生万物，万物生生不已，变化无穷焉。"阴阳不仅为运动之动力，而且"一阴一阳"之道本身就反映着、包含着宇宙的时间节律。如《管子·乘马》说："春夏秋冬，阴阳之更移也；时之短长，阴阳之利用也；日夜之易，阴阳之变化也。"五行以春夏秋冬、生长化收藏的递嬗为动力和节律，描绘出一个循环不已的大系统，宇宙万物就在这个统一的大系统中生化不息，其中也蕴涵着时间节律思想。气、阴阳、五行学说的时间性特点，决定了中医学着重把人视做生命功能状态和信息传导的流动过程，研究人体生命运动的时间节律。中医无论是对人体生理、病理的分析，还是诊断和治疗行为，都具有明显的时间性特征，时间性被中医理解为人的基本存在方式。时间性是健康的本性之一，时态性就成了判断生理健康与否和病因的标准之一。如论生理，《素问·宝命全形》曰："人以天地之气生，四时之法成。"建构了"四时阴阳五脏体系"。论病因，《素问·六节藏象论》云："未至而至，此谓太过；至而不至，此谓不及。"《素问·至真要大论》曰："失时之和，亦邪甚也。"论疾病诊断，《素问·脉要精微论》曰："阴阳有时，与脉为期，期而相失，知脉所分，分之有期，故知死时。"论疾病治疗，《素问·八正神明论》曰："凡刺之法，必候日月星辰，四时八正之气，气定乃刺之。"论养生，《素问》提出了"四气调神"的命题，为后世所遵从与发挥。由于时间的单向不可逆转，故中医学依从时间之道，主张诊治疾病的根本原则是"顺"，即辅赞人与万物的自为自治，所谓"无代化，无违时，必养必和，待其来复"（《素问·五常政大论》）。中医学对人体生命活动的时间节律也有着丰富的论述，包括日节律、月节律、年节律和超年节律等，日节律又分为昼夜阴阳消长、昼夜五脏主时、昼夜气机升降浮沉、昼夜营卫运行、昼夜气血流注涨落等节律。由此可见，从中医理论的时间性命题的丰富性、完整性和重要性而言，中医学堪称为一种时态医学。

　　需要指出的是，中国古人对作为宇宙变化之道的时间的观察和把握，实际上是以其自身的身体为基准、坐标和尺度，即以身为度，坚持时和身是须臾不可分的；同时对于古人来说，有"身"即有"生"而身生相通，因而时间也就是一种生命化的时间，二者共同具有当下、作息、两性、和谐、征候、利害以及超越等属性，生命的规定同时也就是时间的规定，对生命的解读同时也就是对时间的解读[1]。另外，中医学的"时"还包含了由时间条件所形成的时势、时机、时相、时变等含义。

1.13 知常达变

> 夫常者一定之理，变者化机万端。先知一定之常，而能应变化之万端，如治丝而不紊也。否则乱绪纷纷，从何而下手耶？
>
> 心禅僧《一得集》

"常"与"变"是中国古代哲学的一对范畴。事物的本质规定性、基本规律和一般原则等具有相对稳定性，故称"常"；具体事物及具体应对方法又有多样性，且随时而化，故称"变"。"常"相对于"变"而言，是存在于"变"之中的常道。"常"是根本，"变"是派生。因此，既要掌握事物的基本规律和一般原则，也要根据客观形势的变化灵活运用这些常道。知常达变，即反映了古人关于普遍性与特殊性、原则性和灵活性辩证统一的认识论和方法论，要求人们作为认知主体，一方面应当掌握一般的规律，以应付客体的无穷变化；另一方面又要根据客体的无穷变化，而灵活地掌握一般规律。

知常达变，是中医学通过"常"把握"变"，探索人体生命活动规律的积极的认知方法，体现在中医疾病诊断、辨证、治法以及处方用药各个方面。对于疾病的诊断，《素问·平人气象论》提出以平人的呼吸与脉动关系为标准，以判断疾病之虚实，所谓"平人者，不病也。常以不病调病人，医不病，故为病人平息以调之为法。"就辨证论治而言，《伤寒论》可谓知常达变思维最为突出的典范。以烦躁为例，常规言之，烦躁多与阳热相关，如大青龙汤证、白虎汤证、白虎加人参汤证、三承气汤证、大陷胸汤证、小柴胡汤证、大柴胡汤证等，均为阳热亢盛或阳热内郁所致，此为常；而甘草附子汤、茯苓四逆汤、桂枝甘草汤、桂甘龙牡汤，则属于阳虚之烦躁，此即为变。不仅如此，至"少阴病，吐利烦躁四逆者死""下利厥逆，躁不得卧者死"，则又属于变之甚者。因此，临床辨证遣药组方，须知常规而达变化，执圆机而用活法。既要熟悉和掌握病证、治法、组方、取效的一般规律，以及组方用药的一般法则；又要谨察病证的各种变化，具体情况具体对待，将常规治法和常规方药灵活地变通应用，以适应病证的各种变化和特殊需要。犹如山本世孺《洛医汇讲》所说："医之临术也，不可无准焉，亦不可无活焉。无准则逸，无活则胶。譬之良将之抚三军也，

---

[1] 张再林. 中国古代身道研究[M]. 北京：生活·读书·新知三联书店，2015，128-137.

旌三阳三阴之病位，令人据准于前也；聚千品万端之转机，令人发活于后也。准之与活，不得不相须，亦犹正之与奇，不能不相依也。善体此二者于我，而后无逸与胶之失焉尔。"秦伯未[1]治疗一患者，全身浮肿，已届数月，颈项肿胀若首，阴囊积水如斗，二便闭塞不通，喘息胸闷气短，皮肤干涩无汗，食物水浆不进，病情危殆。曾用西药利尿剂始有效，终无效；大剂健脾、利水、温肾中药不应。秦老细审病情，抓住"气短喘息，表闭无汗"两个突出症状，毅然用麻黄汤加减，服药2剂，肺气一开，小便利而水肿遂退。即体现了临床辨证论治知常达变的思维特点。

1.14 以 我 知 彼

故善用针者……以我知彼，以表知里，以观过与不及之理，见微得过，用之不殆。

《素问·阴阳应象大论》

一般认为，以我知彼，是《黄帝内经》提出的一种类比方法，即根据医生的正常情况推测患者的生理情况是否正常的逻辑方法。"我"代表医生或生理状态，"彼"指患者或病理状态。由于人与人之间的生理病理机制相同，因而可以把医生本人的正常生理情况作为已知条件，观察分析患者的生理情况，比较两者之间是否存在"过"与"不及"之处，以核定患者的生命活动情况。如医生用自己的正常呼吸次数，来测候病人脉搏跳动的次数是否正常，即《素问·平人气象论》所说："常以不病调病人，医不病，故为病人平息以调之为法。"《素问·三部九候论》曰："必先知经脉，然后知病脉。"也就是说，临床诊病时，必须先知道正常，才能测知异常，善于从生理推断病理变化，从正常诊察异常，即知常以衡变。

张志聪《素问集注》解释"以我知彼"云："以我之神，得彼之情。"即医生将自己的认知、体验推及于病人，体认病人的感受，以更好地诊察病情。此类似于"移情"之说，即"人在带着主观感觉、情感和思想去观察外物时，主动把主体的生命活动移入或灌注到对象中，使对象著我颜色，物我之间产生共鸣"[2]。也就是通过自身的体认，达到对他人生命的"悟"境。如陈伯海[3]说："这种体认往往从自我生命的反思（即对自我的再体认）发端，由体认自我拓展到体认所接触对象的生命活动，进而体认周围世界的各种生命现象，逐步扩大开来，终至体认宇宙生命洪流以及整个生命的本原，这也就是进入'悟'境了。"现代神经科学研究发现，镜像神经元对观察和执行相似动作时都会产生激活反应。将镜像神经元及其系统与现象学相结合，提出的解释直接社会知觉的ES理论认为，感知一个行

---

① 孙其新，孙基然. 秦伯未医案[M]. 北京：中国中医药出版社，2014：240.
② 王杰泓. 中国古代文论范畴发生史——《庄子》卷：得意忘言[M]. 武汉：武汉大学出版社，2009：137.
③ 陈伯海. 回归生命本原——后形而上学视野中的"形上之思"[M]. 北京：商务印书馆，2012：222.

为等价于在大脑内部模拟该行为。这使得观察者能够使用他人的资源，通过采用对运动模拟的直接的、自动化的、前反思的加工方式来理解与识别他人行为，包括情绪与感觉等交互主体性的诸多方面①。这种具身认知的研究结果，也为传统的体认思想提供了新的实证支持。

另外，成肇智②据语境分析认为，"以我知彼"是指医生在针刺过程中，从针下感觉去测知病人的经气盛衰和邪正进退，属于《黄帝内经》针法中守神察气的内容。

1.15 体 用 无 间

> 即体而言，用在体；即用而言，体在用，是谓体用一源。
>
> 王阳明《传习录》

体用作为一对哲学范畴，在不同的历史时代，其内涵也有所不同。从横向考察，大致有三种含义：一是形体（形质、实体）与功能、作用、属性的关系；二是本体（本质）与现象（表现）的关系；三是根本原理（原则）与具体应用的关系。对于上述三种关系，中国古人大都秉持着体用不二、相摄互涵，即体用有机统一的观点，所谓"体用一源，显微无间"（《周易程氏易传序》）。

体用范畴在中医学中的运用，亦有一个历史演变过程。《黄帝内经》中已有"体""用"二字的记载。如《素问·五运行大论》云："东方生风，风生木，木生酸，酸生肝……在体为筋……其用为动。"这里的"体"指的是人体的组织器官，"用"指六气作用于自然万物的一种外在表现。宋元时期有一些零散的运用，明清时期得以广泛使用，主要有脏腑体用论、本草体用论两个方面。从脏腑体用论而言，首先，藏象概念即蕴含着实体–作用、本体–现象两方面的体用关系。其次，体用与阴阳范畴相结合，用以表述具体脏腑的生理、病理特点及其关系。如喻昌《医门法律·先哲格言》曰："心肺为脏，阴也，以通行阳气而居上，阴体而阳用也。大肠小肠为腑，阳也，以传阳气而居下，阳体而阴用也。"《医门法律·黄瘅门》论脾胃阴阳体用说："人身脾胃居于中土，脾之土，体阴而用则阳；胃之土，体阳而用则阴。两者和同，则不刚不柔。"黄元御《素灵微蕴·鼩喘解》云："盖脾以阴体而抱阳气，阳动则升；胃以阳体而含阴精，阴静则降。"叶天士《临证指南医案》论肝体阴用阳云："肝为风木之脏，因有相火内寄，体阴用阳。其性刚，主动主升，全赖肾水以涵之，血液以濡之，肺金清肃下降之令以平之，中宫敦阜之土以培之，则刚劲之质，得为柔和之体，遂其条达畅茂之性，何病之有？"此论对后世影响甚大。吴鞠通《医医病书·五脏六腑体用治法论》则专篇阐述脏腑的阴阳体用及相关治法。

---

① 陈巍，殷融，张静. 具身认知心理学：大脑、身体与心灵的对话[M]. 北京：科学出版社，2021：167-182.
② 成肇智. 诊法刺则自分明——"以我知彼"等句正义[J]. 上海中医药杂志，1997（6）：20-21.

　　本草体用论是指中药的质地特点与功效主治之间的联系。如明·武之望《济阴纲目·治劳伤崩漏》载："鹿茸乃阴中至阳，阴体而阳用也，非血脱气衰者不用。"《济阴纲目·治湿痰带下》云："葵花之用，取其倾心向日之意，盖花性阴而用阳，一入气分，一入血分，皆使其从阳升。"吴鞠通《医医病书》专列"药物体用论""五脏六腑体用治法论"，详细介绍了脏腑体用治法及用药，提出"凡补五脏之体者，皆守药；补六腑之体者，皆通药。盖脏者藏也，腑则过而不留者也。"

　　另外，姚止庵《素问经注节解》言"命门居两肾之中，体阴而用阳"；《王旭高临证医案·妇人门》提出"盖男子用阳而体阴，女子用阴而体阳"；今人干祖望提出表里、寒热、虚实、标本、体用十纲，其中"体"主要言器质性病变，"用"则言功能性病变。由于体用范畴在不同语境下的所指不同，以体用范畴阐述脏腑生理、病理特点缺乏特异性，加之体用划分前提变异，缺乏逻辑的自洽性，因此，体用范畴在现代中医学中的运用则明显减少。

1.16　阴 阳 对 待

> 阴阳者，一分为二也。
>
> 张介宾《类经》

　　阴阳一分为二的分类法，把事物分为阴与阳相对待的两个方面，其分类的标准，是以水与火的特性为代表，所谓"水火者，阴阳之征兆也"（《素问·阴阳应象大论》）。一般表现为明亮、活跃、向前、向上、温热、充实、外露、伸张、扩散、开放等性态称为阳；表现为晦暗、沉静、向后、向下、寒凉、虚空、内藏、压缩、凝聚、闭合等性态称为阴。然后，根据"同气相求"的原理，可将自然界的事物依据其表现出的特性，划分为阴阳两大类。

　　中医学运用阴阳分类方法，对人体、脉象、病邪、病位、病性、证候、药性等进行阴阳划分，不仅建构了中医药理论体系，而且成为中医临床诊治疾病的纲领性方法。《灵枢·病传》说："何谓日醒？曰：明于阴阳，如惑之解，如醉之醒。"《素问·阴阳应象大论》提出"察色按脉，先别阴阳"。明代张介宾提出"二纲六变"之说，以阴阳统领表里、寒热、虚实，指出："凡诊病施治，必须先审阴阳，乃为医道之纲领。阴阳无谬，治焉有差？医道虽繁，而可以一言蔽之者，曰阴阳而已。故证有阴阳，脉有阴阳，药有阴阳……设能明彻阴阳，则医理虽玄，思过半矣。"（《景岳全书·传忠录》）临床只有明辨病证之阴阳，方可执简驭繁，抓住疾病之主要症结予以治疗。

　　《冉雪峰医案·霍乱四》载："武胜门外夏姓，因街市流行霍乱，夫妇均受传染，同日病发，均大吐大泻大汗出，肢厥脉厥，腹痛筋转，目陷皮瘪，证象颇同。但男则舌苔白，津满，渴不欲饮，喜热，吐泻清冷，不大臭，其筋转强直拘挛，是为寒多；女则舌苔黄，中心灰黑，津少，口大渴，饮冷不休，吐泻甚臭，其筋转抽掣急剧，是为热多。同居一室，同一样生活，又同日发病……此一夫一妇，一寒一热，一用四逆汤，甘草、干姜、附子，加萸肉、木瓜；一用甘露饮，白术、茯苓、猪苓、泽泻、条桂、滑石、石膏、寒水石，加蚕沙、省头草，均续续频进如前法（一剂分二服，半日一夜，令六次服尽），结果三剂后，夫妇均吐泻止，厥回脉出而愈。"这里即着眼于患者舌苔、口渴饮水、吐泻物气味等差异，从寒热之象辨别病证的阴阳属性，治病求本，仿"仲景寒多不欲饮水者理中丸，热多欲饮水者五苓散，此案前之通脉加减，后之甘露加减，不过就仲景法再进一步，病势较重，故药力较加，各随其病机而归于至当"①。

需要说明的是，阴阳二分法表示的是一种相对待的关系，在很多情况下是指一种对偶、对举、区分的关系，而不是排斥、斗争，如气与血、气与精、左与右、脏与腑、阴经与阳经等。"对立"一词不仅专指敌对、排斥、斗争，而且现代哲学多用于指相互排斥和斗争的矛盾双方。对待包含有"对立"的意义，但又不局限于"对立"。

1.17　阴阳交感

> 天地氤氲，万物化醇；男女构精，万物化生。
>
> 《易传·系辞下》

阴阳交感，是指阴阳二气在运动中相互感应而交合，即发生相互作用。建立在男女两性生殖经验基础上的阴阳学说，自然以男女间的交媾繁育万物为宇宙的总法则，阴阳交感就成了宇宙万物赖以生成和变化的根源。阴阳两者只有不断发生交互作用，才会进一步呈现出对立制约、互根互用、消长平衡、相互转化等特性或趋向。因此，阴阳交感也是阴阳之间一切运动变化的前提。

依据阴阳交感法则，阴阳二气的升降运动而引起的交感相错、相互作用，是宇宙万物发生发展变化的根源。《荀子·礼论》云："天地合而万物生，阴阳接而变化起。"人类生命的形成，也源于阴阳的交感作用，《素问·宝命全形论》说："天地合气，命之曰人。"而且在生命的整个过程中，也有赖于自身阴阳两个方面的相互作用和相互维系。由此可见，阴阳二气的相互作用能否正常进行，决定着宇宙万物的生化乃至人体生命活动的正常与否。《易经》有"天地交，泰"和"天地不交，否"的论述，指出天地阴阳能进行相互交感，自然万物就通畅、安康、生机勃勃；否则，天地阴阳不能相互交感，就会痞塞、失常、了无生机。人体的生命活动也是如此，机体各脏腑组织及功能活动之间，惟有始终发生相互作

---

① 冉雪峰. 冉雪峰医案[M]. 北京：人民卫生出版社，2006：13-14.

用，生命过程才能正常。如肾属水脏为阴，心属火脏为阳，心肾两脏的阴阳始终处于上承下济、相互交感的状态；否则将导致一系列心肾不交的病变，治疗即用交泰丸等以交通心肾。阴阳二气在布达周身的过程中，不断进行相互作用。一旦交感受阻，就可因阴阳之气不相顺接而导致厥（或闭或脱）等严重病证，故《伤寒论》第 337 条说："阴阳之气不相顺接，便为厥。"

由阴阳交感可以引申出阳降阴升的模式，由此又决定了脏腑之气的升降运动与经脉阴阳的循行链接。①脏腑之气的阳降阴升。《素问·六微旨大论》曰："天气下降，气流于地；地气上升，气腾于天。"人体在上的阳脏主降，在下的阴脏主升，故心阳下降，肾水上升；肺气下降，肝气主升，结合左右阴阳而言，则肺气从右而降，肝气从左而升，所谓"肝生于左，肺藏于右"（《素问·刺禁论》）。脾胃居于中焦，脾属阴主升，胃属阳而主降，升降相因，而为人体气机升降之枢纽。②经脉循行的阳降阴升。依据《灵枢·逆顺肥瘦》对经脉走向的归纳："手之三阴，从脏走手；手之三阳，从手走头；足之三阳，从头走足；足之三阴，从足走腹。"如果人体把双手举起，则人体经络气血也是阳经之气下降，阴经之气上升，呈现出阳降阴升的规律。

1.18 阴 阳 升 降

> 天地之道，阴阳而已矣。阴阳之理，升降而已矣……以药性之阴阳，治人身之阴阳；药性之升降，调人身之升降，则人身之阴阳升降，自合于天地之阴阳升降矣。
>
> 芬余氏《医源》

中医学基于对不同对象的观察，形成了阳升阴降与阳降阴升两种不同的观点。通过对天地、水火等自然现象的观察，古人发现"气有涯垠，清阳者薄靡而为天，重浊者凝滞而为地"（《淮南子·天文训》）《素问·阴阳应象大论》也说："故积阳为天，积阴为地……清阳为天，浊阴为地。"指出阳气清轻上升汇聚形成天，阴气重浊下降凝聚形成地。由此形成了阳升阴降的观点，也成为后世对阴阳属性规定的基本要素之一。根据天人合一之理，自然界阳升阴降，则人体生命活动亦当如此。故《素问·阴阳应象大论》又说："清阳出上窍，浊阴出下窍；清阳发腠理，浊阴走五脏；清阳实四肢，浊阴归六腑。"这种阳升阴降的观点，为后世中医治疗提供了理论依据。具体参见"以天观人"思维方法之中。

基于具身认知的对生命活动的观察与体验，古人以男女关系来理解、思索阴阳关系，提出"天地氤氲，万物化醇；男女构精，万物化生"（《系辞下》），这里天地阴阳之气交感化生万物的思想，正是对男女两性交合的引申。由此形成了阴阳交感的理论，体现为阳降阴升的运动形式，并成为阴阳关系的始源性、核心性理念，生发出了"和"（阴阳和合）"通"（天地交而万物通）"生"（阴阳和合而万物生）等与生命有关的观念。阴阳二气的交感相错、氤氲合和，不仅是宇宙万物生成和发展变化的根源，而且阴阳相交与否实际上成了事物或吉或凶的价值判定标准。如《周易》泰卦（䷊）下乾为天为阳，上坤为地为阴，以此说明天地阴阳交和，万物生养畅通之理。相反，否卦（䷋）下坤上乾，阴自阴而阳自阳，升者不降，降者不升，以说明天地不交而万物不通。这里阳降阴升是阴阳交感的运动形式，阴阳交感是阳降阴升的内在本质。朱丹溪对人体阳降阴升的生理现象进行了具体论述，如以水火而言，"人之有生，心为之火居上，肾为之水居下。水能升而火能降，一升一降，无有穷尽，故生意存焉"（《格致余论·房中补益论》）。以五脏而言，"心肺，阳也，居上；肝肾，阴也，居下；脾居中亦阴也，属土……脾具坤静之德，而有乾健之运，故能使心肺之阳降，肾肝之阴升，而成天地交之泰，是为无病之人"（《格致余论·鼓胀论》）。以气血而言，"气为阳宜降，血为阴宜升，一升一降无有偏胜，是谓平人"（《局方发挥》）。通过阴升阳降达到"阴阳比和"，这是朱丹溪对阴阳升降问题的一种独到的见解。

1.19 阴 阳 互 藏

天本阳也，然阳中有阴；地本阴也，然阴中有阳，此阴阳互藏之道。

张介宾《类经·运气类》

阴阳互藏，是指相互对待的阴阳双方中，任何一方都包含着另一方，即阴中有阳，阳中有阴。宇宙中的任何事物都含有阴与阳两种属性不同的成分，属阳的事物含有阴性成分，属阴的事物也寓有属阳的成分。依据阴阳互藏法则，事物和现象的阴阳属性不是绝对的，属阳的事物不是纯阳无阴，属阴的事物也不是纯阴无阳。事物或现象的阴阳属性是根据其所含属阴或属阳成分的比例大小而定的。阳中涵阴，是说属阳的事物或现象也含有属阴的成分，但该事物或现象的整体属性仍为阳；阴中涵阳，是说属阴的事物或现象也含有属阳的成分，但该事物或现象的整体属性仍属阴。一般地说，表示事物属性的成分占绝对大的比例并呈显象状态，而被寓含于事物或现象内部不显露的成分所占比例较小，它虽不能代表事物的属性，但具有重要的调控作用。

阴阳互藏是阴阳双方相互依存、相互为用的基础。阳中涵阴，因而阳依阴而存在，阳以阴为源而生；阴中寓阳，因而阴依阳而存在，阴以阳为根而化。若阳中无阴，阴中无阳，就变成"孤阴""独阳"，阴阳之间相互依存的关系随之破坏，"孤阴不长，独阳不成"（刘完素《素问玄机原病式·火类》），"无阴则阳无以生，无阳则阴无以化"（朱肱《类证活人书·序》），阴阳之间也就失去了相互资生、促进的关系。阴阳互藏也是阴阳消长与转化的内在根据，只有阳中涵阴，阴中涵阳，阴阳才有向其对立面转化的可能性，即事物或现象中所含一方在一定条件下成分增多而占据主导地位，其阴阳属性亦随之发生转化。

1.20 阴阳转化

阴阳之理，极则必变。

张介宾《类经·阴阳类》

  阴阳转化，是指相互对立的阴阳双方，在一定条件下可以向其各自相反的方向转化，即阴可以转化为阳，阳可以转化为阴。阴阳转化的内在根据是阴阳的互根互用。由于阴阳双方本身相互蕴含，互为其根，阴中蕴含着阳，阳中蕴含着阴，双方相互存在着向对立面转化的因素，所以在一定条件下事物内部阴与阳比例及主导地位发生颠倒，而呈现出事物阴阳属性的相互转化。另外，阴阳转化作为阴阳运动的一种基本形式，又是在不断的消长运动过程中实现的，阴阳消长是其转化的基础。如果说阴阳消长是一个量变过程的话，那么阴阳转化则是在量变基础上的质变。因此阴阳的相互转化，一般都出现在事物消长运动变化的"物极"阶段，即所谓"物极必反"。在古代文献中，常用"极""重"来表示阴阳转化的条件，如《素问·阴阳应象大论》说："重阴必阳，重阳必阴。""寒极生热，热极生寒。"

  依据阴阳转化法则，来推论自然界的变化，如"日中则昃，月盈则食"（《易传·彖传》）；夏热至盛则凉，冬寒至极则温，是最为常见的阴阳转化现象。人体生理过程的兴奋与抑制、情绪和智力的高涨与低落等，也都呈现出相互转化、交替的过程。疾病过程中表证与里证、寒证与热证、虚证与实证的转化，也是常见的阴阳转化现象。事物的发展只要超过了一定的"度"，达到了关节点，就可能向各自的对立面转化。因此，依据阴阳转化的关系，在中医临床诊疗过程中，应注意观察病证性质之间的转化，"观其脉证，知犯何逆，随证治之"（《伤寒论》第 16 条）；又要注意已病防变，以阻断病证的寒热、虚实转化。否则，可能会贻误病情，造成不良后果。方药中曾讲述自己小孩的诊治误案：方××，男，3 岁。忽染痢疾重症，服葛根芩连汤、黄连汤苦寒重剂，热势顿挫，但一派虚寒脾败之象却旋然而起，遂改用附子理中汤，一剂症情好转，再剂则烦躁不安，更医又进芍药汤，患儿药未尽剂而亡[①]。小儿乃稚阴稚阳之体，病证易寒易热，易虚易实，阴阳转化更为迅疾，临证用药务必注意轻巧、灵活。然本案先用苦寒重剂，证由实热转为虚寒；再用附子理中汤亦属对证，故"一剂症情好转"，此时应重新辨证处方，不可重投大热之剂，"再剂则烦躁不安"，复使病情由寒转热；终不堪寒热重剂频投，致生生之气戕伐而亡。

---

① 王琦. 王琦医学论文集[M]. 第 1 卷. 北京：中国大百科全书出版社，1993：16.

1.21 阴阳自和

凡病，若汗，若吐，若下，若亡血、亡津液，阴阳自和者，必自愈。

《伤寒论》

　　阴阳自和，是指阴阳双方自动维持或恢复其相对平衡状态的能力和趋势。阴阳自和是阴阳的本性，是通过阴阳双方的对立制约与互根互用而实现的，是维持事物或现象协调发展的内在机制，也是疾病好转或自愈的内在依据。阴阳自和强调的是"自和"，而不是"他和"；不仅是"和"的状态，更是"自和"的机制。可以说，阴阳自和是中医学对人体自组织机制和规律的一种认识与表述。根据系统自组织理论，生理上，由于人体阴阳自和力的存在，使机体阴阳能够在与外界物质、能量、信息交换中趋于和谐，达到"阴平阳秘"的"目的环"。即使机体由于外涨落或内涨落的影响，一时偏离"目的环"，这种"自和"能力也能自发地把它拖回来，稳定在"目的环"周围而表现出一定的抗病力和护正力，从而保持机体的有序稳态，即健康状态。病理上，由于外内涨落的强烈扰动，机体阴阳自和力不能或暂时不能把自己拖回到最佳状态的"目的环"时，就会出现"阴阳自和而不能"，即"阴阳失和"的病理状态。由于自组织机制是生长、健康、发病、愈病的内在动力和枢机，因此，依据阴阳自和法则，药物或其他方法技术治疗疾病，实际上是在调动和发挥机体内阴阳双方的自和潜能和机体的修复、调节作用，故临床诊治疾病，当顺应阴阳自和之势而用，或待自和，或助自和，或调自和，以达到阴阳和谐的目的。

　　张仲景《伤寒论》充分利用了阴阳自和的原理来治疗疾病，一是通过机体的自我调节功能达到阴阳之间的相对平衡。如第49条"脉浮数者，法当汗出而愈，若下之，身重，心悸者，不可发汗，当自汗出乃解。所以然者，尺中脉微，此里虚，须表里实，津液自和，便自汗出愈"；第59条汗下失序损伤津液而致小便不利，仲景指出"勿治之，得小便利，必自愈"，第71条汗出太过损伤津液而致口渴、烦躁不得眠，亦只需少量频服汤水，以补充水液，"令胃气和则愈"等，都是其具体例证。二是借助药物、针灸等治疗作用，促使阴阳的自身平衡。例如太阳病的调和营卫、阳明病的清下保津、少阳病的和解表里、太阴病的健脾祛湿、少阴病的扶阳抑阴或育阴清热、厥阴病的清上温下等，都是通过药物的作用调动机体的自和能力，以平调阴阳。基于阴阳自和的自组织机制，强调充分调动机体自我调节的能力防治疾病，可谓张仲景对中医学术的重要贡献之一。

1.22 阴病治阳

> 审其阴阳，以别柔刚，阳病治阴，阴病治阳。
>
> 《素问·阴阳应象大论》

阴病治阳，是基于阴阳对待统一规律提出的治疗策略之一。在疾病状态下，阴方面的病证不仅要从阴的角度考虑，阴病治阴，寒者热之，同时还要从对立、互根、消长、转化的角度考虑，从阳的方面加以诊治。由于阴阳所指内容的不同，可以分为以下两种不同情况。

（1）就部位阴阳而言，"阴"指病变的部位，"阳"指施治的部位。这里施治的部位，可以是疾病表现的部位，只是与病因病机所在病位之间存在上下、左右等不相应的关系；也可以是既非病因病机所在部位，也非疾病症状表现部位，而是单纯用作治疗的部位。如五脏的病证从其相表里的六腑角度治疗，以及在针灸治疗中的下病治上，右病治左，病证在阴经取阳经腧穴，五脏病取其背俞穴针灸，灸百会治疗脱肛等。

（2）就人体阴精与阳气而言，多指阳虚不能制约阴而致阴寒相对偏盛，表现为虚寒之证，治疗重点当在温补阳气之不足，即温阳散寒，王冰所谓"益火之源，以消阴翳"。也可以用于指阴寒偏盛，损伤阳气，在阴病治阴以散寒的同时，兼顾扶阳，即郑钦安《医法圆通》所谓"阴盛者，扶阳为急"。

一般而言，阳病治阳、阴病治阴，适宜于疾病的初始阶段，阳或阴的偏胜尚未损及相对一方，或者损伤程度不甚，其病证仍是胜者一方为主要矛盾，故治疗时单纯治阳或治阴，然后再通过机体内在康复能力调整阴阳，使之重新平衡协调。但随着疾病的发展变化，则可出现阳胜则阴病、阴胜则阳病的病理变化，即阳胜损阴而致阴液不足，或阴胜损阳而阳气虚损。此时阴阳偏胜虽仍为疾病的主要矛盾，但已波及于相对一方而使其不足，故在治疗时，仍以阳病治阳、阴病治阴为治疗原则，同时亦应兼顾不足的阴或阳，即阳病治阳的同时，亦考虑治阴，用寒凉药为主兼用补阴药；阴病治阴时，也考虑治阳，用温热药为主兼用补阳药。总之，治随证变，而不可偏执一法。

《刘渡舟验案精选》载：唐某某，男，75 岁。冬月感寒，头痛发热，鼻流清涕，自服家存羚翘解毒丸，感觉精神甚疲，并且手足发凉。其子恳求刘老诊治。就诊时，见患者精神萎靡不振，懒于言语，切脉未久，即侧头欲睡，握其两手，凉而不温。视其舌则淡嫩而白，切其脉不浮而反沉。脉证所现，此为少阴伤寒之证候。肾阳已虚，老怕伤寒，如再进凉药，必拔肾根，恐生叵测。法当急温少阴，与四逆汤。附子 12g，干姜 10g，炙甘草 10g。服 1 剂，精神转佳。再剂，手足转温而愈。

1.23 阳病治阴

审其阴阳，以别柔刚，阳病治阴，阴病治阳。

《素问·阴阳应象大论》

阳病治阴，是基于阴阳对待统一规律提出的治疗策略之一。在疾病状态下，阳方面的病证不仅要从阳的角度考虑，阳病治阳，热者寒之，同时还要从对立、互根、消长、转化的角度考虑，从阴的方面加以诊治。由于阴阳所指内容的不同，可以分为以下两种不同情况。

（1）就部位阴阳而言，"阳"指病变的部位，"阴"指施治的部位。这里施治的部位，可以是疾病表现的部位，只是与病因病机所在病位之间存在上下、左右等不相应的关系；也可以是既非病因病机所在部位，也非疾病症状表现部位，而是单纯用作治疗的部位。如六腑的病证从其相表里的五脏角度治疗，以及在针灸治疗中的上病治下，左病治右，病证在阳经取阴经腧穴，六腑病取其腹部募穴，附子或肉桂敷贴涌泉穴以引火归原等，《素问·阴阳应象大论》谓："善用针者，从阴引阳。"

（2）就人体阴精与阳气而言，多指阴虚不能制约阳而致阳热相对偏盛，表现为虚热、虚火或阳亢，治疗重点当在滋补阴液之不足，即滋阴清热、降火或潜阳，王冰所谓"壮水之主，以制阳光"。也可以用于指阳热亢盛，耗损阴津，在阳病治阳以清热的同时，兼顾养阴，郑钦安《医法圆通》所谓"阳盛者，扶阴为先"。

《赵绍琴论温病》载：王某，女，49岁。主诉：牙床微痛，齿龈糜烂七年余。时轻时重，重时不能进食，多方求医无效，屡用生石膏、蒲公英、地丁、银花、连翘、大青叶、板蓝根、元参、黄柏、苦参等苦寒解毒之品，大剂内服；外用银花、生甘草各30g漱口。西药内服各种抗生素和多种维生素，均无效果。现在症状：面色萎黄，齿龈糜烂色淡，肿痛轻微，牙齿麻木微痛，甚则松动破溃，仅留残根，大便干结。舌淡苔白糙老，脉濡软且数，按之无力。

辨证：牙为骨之余，肾家所主，龈为胃络，属阳明，牙齿麻木微痛，脉象濡软且数，按之无力。证属久病及肾，胃津肾液均亏，牙齿失养，虚火上炎，龈络受伤，治之当以填补下元少佐引火归原之法。处方：熟地黄20g，玉竹20g，山萸肉6g，补骨脂10g，芡实米10g，生牡蛎30g，瓦楞子20g，肉桂粉1g，牛膝3g，楮实子10g。6剂。

漱口药方：荜茇10g，干姜10g，炒川椒10g，细辛6g。浓煎40分钟，加食醋20ml，候凉漱口用。

二诊：服药6剂之后，牙龈肿痛糜烂均减，齿痛减轻。舌白质淡，脉象沉滞，按之虚数。再拟填补下元之治：熟地黄12g，当归10g，白芍10g，山药10g，补骨脂10g，芡实米 10g，生地黄 10g，丹皮 10g，竹茹 6g。

三诊：前方继进 6 剂，龈糜龈痛均除，口唇发干，小溲色黄，仍议填补下元，甘寒育阴方法。处方：生地黄 10g，沙参 10g，麦门冬 10g，白芍 10g，旱莲草 10g，女贞子 10g，芡实米 10g，茯苓 10g，元参 6g。6 剂。上方服后病痊愈，随访半年未见复发。

本案屡投苦寒而不应，乃"寒之不寒是无水也"，病由肾阴不足，水不制火，龙火上燔引起。故用药重以滋补肾液，使龙火归原。漱口药物用辛热走窜之味，意在制其虚火，是为反佐，故能收到药到病除之效。

1.24 阳 中 求 阴

善补阴者，必于阳中求阴，则阴得阳升而泉源不竭。

张介宾《景岳全书·新方八阵》

阳中求阴，是张介宾根据阴阳互根转化原理提出的治疗阴偏衰的思路。阴和阳既相互对立，又相互资生、相互转化。故临床上治疗阴偏衰时，在补阴剂中适当佐以补阳药，使"阴得阳升而泉源不竭"，适用于阴虚或阴损及阳的病证。如当归补血汤，主要用于治疗血虚证，从组方的指导思想来看，用补血药的同时，又加入补气药，因气能生血，阳能助阴，此即取其阳中求阴之意；张介宾创制左归丸、左归饮，于熟地、山萸肉等甘润滋肾药中，配以鹿角胶、菟丝子等温补肾阳之品，以取阳气生发之性使阴精得阳生而泉源不竭，进而达到阳中求阴，同时借阳药之温运以制阴药之凝滞，使滋而不腻。特举典型案例一则。

李某，52 岁，工人。1987 年 11 月 7 日住院。自诉 1976 年起劳累后感心悸气短，头晕乏力，稍事休息可缓解。近 1 年来心悸喘息频发，似有"心脏停搏"之感，伴有头晕、畏寒、神疲乏力。以往有高血压史。入院体检：体温 36.5℃，脉率 88 次/分，血压 22.7/12.0kPa。心电图提示左室高电压，病理性 Q 波。超声心动图：室间隔厚度 13mm，室间隔与室后壁厚度比为 1.3∶1，左房稍大（32mm）。西医诊断为心肌病（IHSS 待排）。中医辨证：中气虚弱，胸阳不振。选用补中益气汤加紫丹参、川桂枝、熟附片治疗。服药 1 剂，即感心悸加甚，再服 1 剂，患者无法忍受，告曰："心像要跳出来"。遂即停药。第三天请中医会诊，患者自诉心悸喘息增剧，畏寒肢冷如故。细察病情：面色㿠白，眼睑微肿，形体较瘦，神疲气短，口干咽燥，腰酸腿软，入夜少寐，脉细虚数，尺脉尤弱，苔净少津质淡。脉证合参，属久病及肾，下元虚惫。肾为水火之脏，真阴真阳之所在，证以肾阴亏损为主，兼有阴虚及阳之兆。治拟培补下元虚损，用"阳中求阴"法，方选左归丸化裁。处方：熟地黄 24g，山萸肉 9g，淮山药 15g，云茯苓 10g，枸杞子 10g，菟丝子 20g，鹿角胶 6g（烊冲），怀牛膝 9g。首剂后，即感心悸气短减轻，5 剂后证去大半，两周后出院恢复工作。随访至今，未见复发①。

本案乃下元虚惫，病及心、肺、肾，阴损及阳，而见阴阳两虚之兆。前医误为阳气亏虚，单纯益气温阳而病反加重。如谢观《中华医学大辞典》在补中益气汤下所云：此方"惟不宜于肝肾。盖阴虚于下者，不宜升提；阳虚于下者，尤属最忌。倘若两尺虚微，或肾中水竭，或命门火衰，而误用此方，则如大木将摇，而拔其本矣。"病机为阴损及阳，治当阳中求阴，方用左归丸而获效。

1.25　阴中求阳

善补阳者，必于阴中求阳，则阳得阴助而生化无穷。

张介宾《景岳全书·新方八阵》

阴中求阳，是张介宾根据阴阳互根转化原理提出的治疗阳偏衰的思路。阴和阳既相互对立，又相互资生、相互转化。故临床上治疗阳偏衰时，在温阳剂中适当佐以补阴药，使"阳得阴助而生化无穷"，适用于阳虚或阳损及阴的病证。如肾气丸之温阳，又以六味地黄丸滋阴为基础，加用附子、肉桂而成，即取其阴中求阳之意；张介宾创制右归丸、右归饮，以益肾填精，涵养真阴的熟地为君，配以山药、山茱萸、枸杞等甘温滋补，培补肾中真阴。在此基础上，又以附子、肉桂温阳化气，构成了培阴生阳的主体。一是使附子、肉桂补其阳而不损阴；二是阳气得阴精之助而生化无穷，以达阴中求阳、精中生气之功，此即阴阳相济之妙用。特举典型案例一则。

黄某某，男，63岁，农民。面部及下肢浮肿已2年，渐至加重，近半年来，面色㿠白无华，指甲及眼结膜苍白，精神不振，纳食无味，少气懒言，动则气短，周身懈惰乏力，形体日渐消瘦，腰酸背胀，膝软酸麻，头晕耳鸣，两眼昏眩，入睡朦胧，或梦境纷纷，心悸易惊，醒后常辗转不安，无所适从，下半身常有冷感，小腹亦有拘急不适，大便稀溏，小溲清长，病程中反复发作"感冒"。检查：肝在肋下1.5cm，脾在肋下2cm，质地中等；血常规：白细胞124×10^9/L，幼稚细胞占21.5%，血红蛋白80g/L，红细胞214×10^9/L；骨髓象符合"慢性粒细胞白血病"。舌质淡红而稍胖，舌苔薄白，脉虚弦而大。证属肾虚精亏，命门衰微，髓海匮乏。治宜补肾填精，温养阳气。方选右归饮化裁：熟地15g，山茱萸10g，山药15g，肉桂4g，肉苁蓉10g，附子10g（先煎），白芍10g，枸杞10g，北芪20g，紫河车10g，鹿角胶10g，仙灵脾10g，大枣10g。10剂，水煎服。药后诸症见减，方药合拍，守方再服20剂。三诊诉：临床症状基本缓解，嘱继续服用肾气丸1个月，以巩固疗效。追访1年未见复发②。

① 沈荣福，朱华德."阳中求阴"证治一则[J].上海中医药杂志，1989，（6）：17.
② 杨进先.验案二则[J].湖南中医杂志，1994，（3）：43.

本案久病不愈，阳损及阴，故呈现一派虚怯之象，脉虚弦而大，审其症脉，乃阴阳俱虚无疑，病机在肾，投右归饮为治。方中桂、附配伍血肉有情之紫河车、鹿角胶温壮肾阳，填精补髓，诸药配合直补肾阳，兼补肝肾元阴，寓阴中求阳之义，药证合拍，切中病机，故疗效满意。

1.26 一 分 为 三

《易》之为书也，广大悉备，有天道焉，有人道焉，有地道焉，兼三材而两之，故六。六者非它也，三材之道也。

《易传·系辞下》

《周易》首先提出了天地人三才的思想，《史记·律书》云："数始一，终于十，成于三。"数三包含一与二，是原始奇数与偶数的第一次合成，故被视为数之成。从哲学宇宙观的角度而言，《说文解字》说："三，天地人之道也。"同时，"三"又具有矛盾对立统一的意蕴。如此，则使"三"成为集体意识中的模式数字，形成了对世界进行宏观三分的宇宙观。如董仲舒《春秋繁露·官制象天》说："三起而成日，三日而成规，三旬而成月，三月而成时，三时而成功。寒暑与和三而成物，日月与星三而成光，天地与人三而成德。由此观之，三而一成，天之大经也。"其表现在哲学层面为"太极元气，涵三为一"（《汉书·律历志》），表现在历史观上则为三统说，表现在历法上则为三统历[1]。因此，"一分为三"也就成了解读中国文化的密码，掌握住这个密码，去了解中国文化，便无往而不通顺[2]。

一分为三也是中医理论建构与临床思维的重要方法。首先，三才思想渗透于中医学，构建了中医"天地人三才医学模式"，如《素问·气交变大论》曰："夫道者，上知天文，下知地理，中知人事，可以长久。"其次，一分为三的分类方法，在中医学理论中得到了普遍运用。如人们常说精、气、神为人之三宝，是对宇宙本原——元气不同功用的描述性范畴，是元气的三种状态。人体脏腑分为五脏、六腑、奇恒之腑三类。六腑之三焦与人体纵向之上焦、中焦、下焦划分密切相关，张介宾《类经附翼·求正录》曰："夫所谓三焦者，象三才也，际上极下之谓也。"一语道破了三焦与三才的关系。将阴阳三分为三阴三阳，为十二经脉体系的建构奠定了基础，也是六经辨证论治体系、运气学说形成的基础。就病因理论而言，《灵枢·百病始生》提出"三部之气，所伤异类"的病因分类，张仲景《金匮要略·脏腑经络先后病脉证》提出"千般疢难，不越三条"，宋代陈无择创立"三因学说"。药物则按其性能和用处不同，分为上、中、下三品，以应天地人三才。第三，从中医临床而言，脉诊有全身与寸口三部九候之分，面诊有上、中、下三里之说，辨证有三焦辨证论

---

① 庞朴. 一分为三论[M]. 上海：上海古籍出版社，2003：105-113.
② 庞朴. 三分法：解读中国文化的密码[N]. 社会科学报，2002-11-26.

治，治则有三因制宜之论，方剂有三才汤（人参、天冬、干地黄），针刺选穴有三才配穴（如百会、璇玑、涌泉），针刺手法有分层操作的三才法，如明·泉石《金针赋》中说："初针，刺至皮内，乃曰天才；少停进针，刺入肉内，是曰人才；又停进针，刺至筋骨之间，名曰地才。"而烧山火、透天凉两种古代针法，可谓将三才模式发挥运用到了极致。

1.27 五行分类

事物五行属性归类表

自然界						五行	人体								
五音	五味	五色	五化	五气	五方		五脏	五腑	五体	五华	五官	五液	五志	五脉	五声	五变
角	酸	青	生	风	东	木	肝	胆	筋	爪	目	泪	怒	弦	呼	握
徵	苦	赤	长	暑	南	火	心	小肠	脉	面	舌	汗	喜	洪	笑	忧
宫	甘	黄	化	湿	中	土	脾	胃	肉	唇	口	涎	思	缓	歌	哕
商	辛	白	收	燥	西	金	肺	大肠	皮	毛	鼻	涕	悲	浮	哭	咳
羽	咸	黑	藏	寒	北	水	肾	膀胱	骨	发	耳	唾	恐	沉	呻	栗

中国古代分类方法呈现出基于事物本质的种属分类与基于事物之"象"的关联分类两种不同路径，前者导向形式逻辑的思维方法，重视因果关系的分析；后者导向取象比类的思维方法，重视相关关系的探索。五行分类即是以五行的功能属性为根据，基于事物之"象"的关联分类。其分类的机制，古人称之为"同气相求"，从现代看，主要涉及四个方面：①特征同一，即不同事物在感性特征上的相似和一致；②效能同一，指不同事物在功能和行为方式上的相似和一致；③聚合同一，即从时空的角度而言，凡是能够相感、相从、相召、相动，聚集在一起的事物，归为一类，类似于《墨子·经说上》所言"俱处于室，合同也"；④关连同一，即通过中间环节的连递而相互联系，如从效能同一的角度而言，脾主运化属土，脾与肌肉相关，通过脾之中介则肌肉也属土。

五行分类方法促进了中医以五脏为中心的藏象理论体系的建构，对中医临床疾病的诊断、辨证以及药物治疗等具有重要的指导意义。如病人面青、筋挛、泛酸、易怒、呼喊、脉弦，提示要多考虑肝病；而药物的色、味与五脏的五行属性相同者，多作用于相应之脏。《儒门事亲》载一案例：

> 戴人路经古亳，逢一妇，病喜笑不止，已半年矣。众医治者，皆无药术矣，求治于戴人。戴人曰：此易治也。以沧盐成块者二两，余用火烧令通赤，放冷研细；以河水一大碗，同煎至三五沸，放温，分三次啜之；以钗探于咽中，吐出热痰五

升；次服大剂黄连解毒汤是也。不数日而笑定矣。《内经》曰：神有余者，笑不休。此所谓神者，心火是也。火得风而成焰，故笑之象也。五行之中，惟火有笑矣。

本案张从正运用五行分类法，诊断患者为心火，先以盐涌吐，盐味咸属水，水可制火；再用大剂黄连解毒汤以泻火。其诊断、治疗均与五行思维有关。

需要强调的是，五行分类是一种或然性分类，只能提示一种可能的、多发的关联，而不具有必然性，临床应灵活看待。如口苦，以五行分类当与心有关，然临床多为肝胆疾病的表现，如《伤寒论》第263条云："少阳之为病，口苦，咽干，目眩也。"《素问·奇病论》称口苦者"病名曰胆瘅"。再如五脏与官窍的关系，也不是一脏对应一窍，而是一脏对应多窍，一窍对应多脏，如耳不仅与肾有关，同时也与心、肝胆、脾、肺均有联系，故有"耳聋治肺""鼻塞治心"等说。参阅相关条目。

1.28 五行颠倒

近世人皆曰水克火，而余独曰水养火；世人皆曰金生水，而余独曰水生金；世人皆曰土克水，而余独于水中补土；世人皆曰木克土，而余独升木以培土。若此之论，颠倒拂常，谁则信之？

赵献可《医贯·五行论》

五行学说作为中医学的说理工具，一方面采用取象比类的方法对自然界与人体的各种事物或现象加以归类，另一方面用五行之间生克乘侮的关系以说明五脏系统在生理或病理情况下的相互联系或影响。五行相生相克，一般均指单向的作用，按照木、火、土、金、水的次序，相邻为生，间一为克。但中医脏腑之间的生理、病理关系，远远超越了这种单向性作用，故清代医家程芝田在《医法心传》中采用逆向思维的方法，提出五行颠倒的观点，认为五行之间根据条件的不同，可具有直接的双向作用，包括相生与相克之间的互生、互克，以及相生者之间的相克、相克者之间的相生等关系。"如金能生水，水亦能生金，金燥肺痿，须滋肾以救肺是也。水能生木，木亦能生水，肾水枯槁，须清肝以滋肾是也。木能生火，火亦能生木，肝寒木腐，宜益火以暖肝是也。火能生土，土亦能生火，心虚火衰，宜补脾养心是也。土能生金，金亦能生土，脾气衰败，须益气以扶土是也。如金可克木，木亦可克金，肝木过旺，则刑肺金也。木可克土，土亦可克木，脾土健旺，则肝木自平也。土可克水，水亦可克土，肾水泛滥，则脾土肿满也。水可克火，火亦可克水，相火煎熬，则肾水销烁也。火可克金，金亦可克火，肺气充溢，则心火下降也。至于肺来克木，须补心以制金；肝来侮脾，宜补金以制木；脾燥消肾，当养木以抑土；肾水凌心，当扶土以制水；心火刑金，须壮水以制火。此借强制敌，围魏救赵之义也。"对相生者之间的相克、相克者之间的相生关系，《医法心传》则谓："若水泛补金、木腐补水、火盛补木、土旺补火、金燥补土，不独不能相生，而反相克矣。且金能生水，又能克水，气滞则血凝也；水能生木，又能克木，水多则木腐也；木能生火，又能克火，木郁则火遏也；火能生土，又能克土，火烁则土燥也；土能生金，又能克金，土裂则金销也。虽金可克木，亦可生水以养木；木可克土，亦可生火以培土；土可克水，亦可生金以资水；水可克火，亦可生木以壮火；火可克金，亦可生土以化金。"强调了五行之间的生、克关系随着条件的变化而变化。五行颠倒论强调了五行之间作用的条件性、双向性及多变性，拓展了临床诊断和治疗疾病的思路。邓铁涛等提出以五脏相关取代五行学说，其中重要的一点也是要突破五行学说的框架及单向关系的限制。

1.29 抑木扶土

> 肝气一动，即乘脾土，作痛作胀，甚则作泻；又或上犯胃土，气逆作呕，两胁痛胀。
> 李冠仙《知医必辨》

抑木扶土法，指疏肝健脾或平肝和胃以治疗肝脾不和或肝气犯胃证的方法，又称为疏肝健脾法、平肝和胃法。适用于木旺乘土或土虚木乘之证，若临床表现为胸胁胃脘疼痛，伴嗳气呕逆，吞酸嘈杂，苔黄，脉弦者，多属肝火犯胃，治宜清肝和胃，方如左金丸；若症见脘腹胀满不适，嗳气不欲食，呕逆频作，治当平肝和胃，常用旋覆代赭汤；若症见肠鸣腹泻、腹痛，泻后痛减，矢气频作，舌淡苔白，脉弦，此为肝强脾弱之候，方用痛泻要方。

《温病名方验案说评》载：田某，女，56岁。素有消化不良，大便不爽。近二年来，食后烧心、吐酸水，曾作胃镜检查，示慢性浅表性胃炎，服西药效果不显，且症状逐渐加重。刻下：胃中嘈杂难受，似吞蒜汁状，火烧火燎，酸水溢口，有时夜寐时能被酸水呛醒，食而无味，烦躁易怒，总觉脘腹有气走窜，欲打嗝、矢气而不得，大便不爽，多不成形，一日二次。就诊片刻，不断有酸水从口中溢出。患者不时以纸巾拭抹口角。察其舌边尖红，苔腻微黄，脉弦略数。此肝胃郁热之象甚明，肝热作酸，胃热嘈杂，治当清泻肝胃之热，用左金丸加味：黄连6g，吴茱萸1g，柴胡6g，佛手10g，陈皮10g，清半夏10g，煅瓦楞15g（先煎），乌贼骨15g。7剂，水煎服。

二诊证候大减，仍有轻微嘈杂吞酸，食欲不振，大便不爽。上方加槟榔9g，焦三仙各10g。又服7剂，吞酸嘈杂消失，胃口顿开，舌脉如常。以四逆散合二陈汤3剂善后。

《罗谦甫治验案·肝胜乘脾》载：真定路总管刘仲美，年逾六旬，宿有脾胃虚寒之症。至元辛巳闰八月初，天气阴寒，因官事劳役，渴而饮冷，夜半自利两行，平旦召予诊视。其脉弦细而微，四肢冷，手心寒，唇舌皆有褐色，腹中微痛，气短而不思饮食。予思《内经》云：色青者肝也，肝属木。唇者脾也，脾属土。木来克土，故青色见于唇也。舌者心之官，水挟木势，制火凌脾，故色青见于舌也。《难经》有云：见肝之病，则知肝当传之于脾，故先实其脾气，今脾已受肝之邪矣。洁古先师曰：假令五脏胜，各刑己胜，补不胜而泻其胜，重实其不胜，微泻其胜，而以黄芪建中汤加芍药、附子主之。且芍药味酸，泻其肝木，微泻其胜。黄芪、甘草甘温，补其脾土，是重实其不胜。桂、附辛热，泻其寒水，又助阳退阴。饴糖甘温，补脾之不足。肝苦急，急食甘以缓之。生姜、大枣辛甘大温，生发脾胃升腾之气，行其营卫，又能缓其急。每服一两，依法水煎服之，再服而愈。

以上两案，一为肝火犯胃，一为肝气乘脾，治疗总则为抑木扶土，一以清肝和胃，一以建中土而抑肝木。

1.30 佐金平木

佐金平木，清肃肺气以抑制肝木的方法。

《中医大辞典》

佐金平木法，是根据五行相克原则确立的治法，包括清肃肺气以抑制肝木与平抑肝木以助肺气清肃两个方面。适用于肝火犯肺，临床见咳嗽阵作，气喘不平，咯痰黄黏，甚则咳吐鲜血，胸胁疼痛，性急善怒，心烦口苦，头晕目赤，大便干结，小溲黄赤，舌红苔薄黄，脉弦数等。清肃肺气以抑制肝木，常用药如桑白皮、苏梗、杏仁、枇杷叶等；清泄肝火以助肺气肃降，常用黛蛤散合泻白散等。

《刘渡舟临证验案精选》载：沈某某，男，56 岁，1995 年 6 月 7 日初诊。自诉咽喉紧束，喉中如物梗阻之状 2 个月。患者为某大公司总经理，商海鏖战，日夜操劳，忧怒之余，渐觉口干咽痛，咽部拘紧，喉中介如梗而不爽，情绪激动时竟言语不能发声。某医以清热解毒治之，非但其症不除，反增咳痰，就诊时频频咳吐白痰。视其舌红、苔白，刘老切其脉，左弦出于寸口。此乃木火刑金之证。治以清泄肝火，保肺化痰开结。处方：青黛 10g，海蛤壳 20g，鲜芦根 30g，青竹茹 15g，枇杷叶 14g，菊花 10g，桑叶 10g，杏仁 10g，沙参 15g，浙贝 14g，藏青果 10g，梨皮 2 个。

服药 7 剂，咽喉之疼痛、拘紧、痰涎均有减轻。再加栝楼皮 12g，耳环石斛 4g，续服 7 剂而病痊愈。

本案为肝火犯肺之证，治疗着眼两个方面：一是清泄肝火，二是养肺润燥。尤其是养肺润燥一途，最为关键。肺主喉，但喉病不止于肺亦不离于肺。《类证治裁》卷二曰："其木火犯肺，咽干喉痹致失音者，以麦冬汤之属润其燥。"刘老用桑杏汤合黛蛤散加减，以桑杏汤养肺润燥，化痰利咽，合黛蛤散清肝泻肺，直捣病巢而获良效。

1.31 泻南补北

泻南补北法，是泻心火补肾水以治疗心肾不交证的方法，又称为泻火补水法、交通心肾法。因心主火，火属南方；肾主水，水属北方，故称泻南补北法。本法适用于肾阴不足，心火偏旺，水火不济，心肾不交之证，临床表现为腰膝酸软疼痛，心烦失眠，遗精，周身乏力，健忘等，方如黄连阿胶汤、天王补心丹、交泰丸等。

《李延临床医案选》载：周某，男，28 岁。2012 年 7 月 16 日初诊。1 年前因思虑忧郁过度出现失眠、多梦，梦中遗精，每周平均 2～3 次，疲劳后次数明显增多，最多 1 周梦遗 5 次，同时出现腰痛疲乏，困倦头晕，面色萎黄，舌淡，少苔，脉细。中医诊断：遗精（心肾不交）。西医诊断：植物神经功能紊乱。治法：泻南补北，交通心肾。处方：珍珠母 20g，生龙牡各 20g（先煎），远志 20g，柏子仁 20g，制首乌 15g，龙眼肉 15g，桑螵蛸 15g，五味子 15g，金樱子 20g，益智仁 20g，炒枣仁 20g。15 剂，水煎，日 1 剂，早晚分服。

二诊：睡眠明显好转，梦遗明显好转，1 周只发生 1 次梦遗，仍觉疲乏腰痛。上方加鹿角胶 20g，炙甘草 30g。60 剂，服法同前。

三诊：药后精力旺盛，无疲乏、腰酸之症，睡眠佳，两个月中共梦遗 3 次。嘱继服上方 1 个月。

四诊：1 个月间无梦遗现象，嘱停药。

本案乃心肾不交之遗精，肾为都会关司之所，相火听命于心，神有所思，君火不降；智有所劳，则肾阴不升；腰为肾府，肾亏则腰酸；阴虚火扰则致遗精。故治以泻南补北，折相火以敛阳，补心阴以滋肾。

1.32 培 土 制 水

培土制水法，指温运脾阳或温肾健脾以治疗水湿停聚病证的方法，又称为敦土利水法、健脾利水法、温肾健脾法等。这里的土，即指脾脏；水，是指水湿邪气。土能克水，即脾主运化水液，能防止肾水的泛滥。若脾虚不运，则水湿泛滥而致水肿胀满。故《丹溪心法·水肿》云："水肿因脾虚不能制水，水渍妄行，当以参、术补脾，使脾气得实则自健运，自能升降运动其枢机，则水自行。"本法适用于脾虚不运，肾失主水，水湿泛滥所致水肿胀满之证，症见面目浮肿，精神困倦，胃纳不佳，大便质软或溏，苔白，脉濡弱等。代表方为实脾饮、防己茯苓汤等。

《李鲤学术思想与临证经验》载：乔某，男，40岁，2011年12月6日初诊。主诉：全身水肿10个月。现病史：10个月前于发热、咽痛后始出现全身高度水肿，查24小时尿蛋白定量6.56g，诊断为慢性肾小球肾炎，肾病型。曾在外院用大量西药治疗近9个月，未能见效。现症见全身水肿，腰以下为甚，脘腹胀闷，纳减乏力，面色无华，神疲少尿，舌质淡，苔白滑，脉沉弱。辨证：脾阳虚损，土不制水。治法：健脾益气，培土制水，利湿消肿。方药：培土制水汤（李鲤经验方）加减。陈皮10g，半夏12g，茯苓30g，炒莱菔子15g，焦神曲12g，黄芪30g，党参15g，白术15g，猪苓30g，泽泻15g，车前子30g，砂仁10g，肉桂6g。21剂，水煎服，每日1剂。

二诊：服药3周后，水肿减退，纳食渐增，但见舌质偏暗，苔白滑，脉沉弱。处方：原方加用益母草30g，丹参20g，路路通15g。以上方调治半年，症状消失，尿检正常。

《素问·至真要大论》云："诸湿肿满，皆属于脾。"本案采用培土制水汤加减治疗水肿，取脾旺清升、培土制水、阳运阴消之意。培土制水汤由保和丸加黄芪、白术、猪苓、泽泻、车前子、炒鸡内金组成。保和丸健运中焦，茯苓加大其量可淡渗利水，与白术、泽泻、猪苓合名为四苓散，健脾利水，其性甚平；车前子为利水专药；黄芪、党参益气健脾；鸡内金一可消食，二可开结利水。另外，因水蓄可病血，血结亦病水，故又可在原方基础上加用活血通络药物，以祛瘀利水，水瘀同治。

1.33 滋水涵木

> 肝为风脏，因精血衰耗，水不涵木，木少滋荣，故肝阳偏亢，内风时起，治以滋液息风，濡养营络，补阴潜阳，如虎潜、固本、复脉之类是也。
>
> 清·叶天士《临证指南医案·中风》

滋水涵木法，即通过滋肾壮水以补养肝阴的方法，又称滋肾养肝法。本法适用于肾阴亏损而肝阴不足，以及肝阳偏亢之证，症见头晕目眩，眼干目涩，耳鸣口干，腰膝酸软，男子遗精，女子月经不调，舌红苔少，脉细弦数等。肾为肝之母，肾水生肝木。肾阴亏损，则不能滋养肝木，而致肝阴不足。水不涵木，又常引起肝阳上亢。凡此皆可用本法治之，补肾阴即可滋养其肝阴,肝得所养,则上亢之肝阳自然平复。代表方如杞菊地黄丸、大补阴丸、虎潜丸、左归丸等。

《张聿青医案》载:孙(左),向有遗精,肾水空乏,肝阳上升,扰神则心悸,外越则为汗,上升则头眩耳鸣,脉象虚弦。非壮水不足以涵木也。元武板(六钱,先煎)、煅磁石(三钱)、麦冬(辰砂拌,三钱)、女贞子(三钱,酒蒸)、生牡蛎(六钱)、生白芍(三钱)、黑豆衣(三钱)、阿胶珠(二钱)、辰茯神(三钱)、大补阴丸(二钱,淡盐汤晨服)。

《王九峰医案》载:水亏于下,火炎于上,壮火食气,上虚则眩,头眩足软,如立舟中,咽干口燥,梦泄频频。少阴肾脉上循喉,有梦而泄主于心。精不化气,水不上承,明验也。清上实下,是其大法。肾水亏,必盗气于金,金衰不能平木,木虚不能涵木,木燥生火,煎熬津液变痰。丹溪所谓无痰不作眩是也。脉来软数兼弦,值春令阳升,防其痉厥。乙癸同源,法宜壮水,地黄汤加半夏、沙苑。

本案病发眩晕足软,咽干口燥,梦泄频频,脉来较数兼弦。由脉症可知病在肝肾不足,肾虚不固。肾水亏损,心火为亢,精室受扰,病为梦泄。水虚木燥,复令火炽,灼津为痰,继发眩晕。脉见软数而弦,即阴虚生热之变。时值春令阳升,水亏于下,令阳气无所凭依,恐生痉厥之变。肝肾同源,法当滋水涵木,以地黄汤加沙苑子补肾养肝固精,半夏兼化痰湿。

1.34 培土生金

治肺之法,正治甚难,当转治以脾,脾气有养,则土自生金。

清·陈士铎《石室秘录》

培土生金法,即通过培补脾胃之气以补养肺气的方法,又称补脾益肺法、补养脾肺法。适用于脾胃虚弱,不能滋养肺气,以致肺脾皆虚之证。若脾肺偏气虚者,症见久咳痰喘,痰多稀白,短气乏力,食少便溏,舌淡,脉弱等;脾(胃)肺偏阴虚者,见干咳少痰,或痰中带血,手足心热,纳少神倦,舌红口干,脉细数等。因为脾土为母,肺金为子,脾土生肺金。若脾胃气虚,不生肺金,谓母病及子;若肺脏先病,耗伤气津,累及脾胃,谓子盗母气,二者均可现肺脾两虚证,均可用培土生金法治之。代表方如六君子汤、参苓白术散、麦门冬汤、沙参麦冬汤、生脉散等。特举典型案例如下。

《清代名医医案精华》载薛雪医案:嗽而失血,已逾三载,缠绵不已。色黯脉弦,嗽益甚,环口色黄,由肝脾及于肾,上脏为其所取给,而不能应矣。饮亦从而为患,逐之不得,滋之无功,迁延日损,莫可弥缝。当取其中,以冀流布,庶几及之。拟宗建中法,加以涤饮之品。俟阳明升而继以大补太阴,然后渐入纯阴之法,否则非治也。小建中汤加茯苓、姜皮。

本案既有阴血亏虚，又有水饮内停，故"逐之不得，滋之无功"，治疗上出现了矛盾，故只能"当取其中"。通过建立中阳，使脾胃转运有机，既可运化水湿，又能化生气血。脾胃得健，才可继用补阴图本之法。

又，杨某，男，64岁。1983年3月28日初诊。患者10余年来反复咳嗽咳痰，时发低热，盗汗，曾数次摄片均示"浸润性肺结核"。经抗痨治疗后原结核病灶已基本钙化吸收。但患者咳嗽气促一症始终不减，痰多而黏，时时欲唾，身动则息鸣如喘。近日更觉胸闷气憋，时自汗出，纳差，大便溏薄，面色少华。脉沉细弱，舌淡苔薄白。证属久咳伤肺，肺虚及脾，脾肺俱虚。治宜补土生金，甘补敛摄，方拟参苓白术散化裁：太子参12g，云苓10g，白术10g，扁豆15g，薏苡仁10g，百部12g，怀山药15g，桔梗10g，川贝母10g，紫菀10g，五味子6g。服药4剂后，患者自觉精神转佳，食欲增进，咳嗽气促较前明显好转，稍汗出，大便可，脉细，舌苔薄白。效不更方，守原方再进4剂后，咳嗽气促停止，食欲如常，稍觉头晕乏力，无汗出。脉细而软，苔薄白。前方去五味子，再进5剂后，诸症减轻[①]。

1.35 金 水 相 生

> 金水相生法，治疰夏，眩晕，神倦，呵欠烦汗，及久咳肺肾并亏……加色白之知母，清其肺，复清其肾；色黑之玄参，滋其肾，兼滋其肺，更以甘草协和诸药，俾金能生水，水能润金之妙耳。
>
> 清·雷丰《时病论》

金水相生法，即滋养肺（金）肾（水）之阴的治疗方法，又称肺肾相生法、滋养肺肾法。适用于肺虚不能输布津液以滋肾，或肾阴不足，精气不能上滋于肺，而致肺肾阴虚之证，症见咳喘气逆，干咳或咯血，口干音哑，潮热盗汗，腰酸腿软，舌红少苔，脉细数等。因为肺金为母，肾水为子，肺金生肾水，所以补益肺之气阴，可以滋养肾阴，滋养肾阴有助于肺阴，即所谓金水可以相生。代表方如百合地黄汤、百合固金汤、麦味地黄丸等。

《王九峰医案》载：肾主纳气，肺主出气。咳为肺病，喘为肾病。恙缘先天亏弱，后天生气不振，母令子虚，金水两伤。肝脏之虚阳上僭，是以咳呛咽痛，动劳则喘。拟金水六君加味。炙生地、洋参、麦冬、陈皮、半夏、沙苑、茯苓、紫菀。

本案乃肺肾阴虚，水不涵木，肝阳上僭，木叩金鸣，则咳呛咽痛，动则气虚更甚，气不相接续，故喘。治宜滋阴补肾，肺肾同滋，金水相生。方用金水六君煎加减化裁，易原方熟地为炙生地，养肾阴，清虚热，并加洋参、麦冬润肺生津，以助金水相生之力；陈皮、

---

① 喻生保. 补土法治验肺痨三则[J]. 江西中医药，1987，（4）：30.

半夏燥湿化痰；茯苓健脾淡渗，使养阴而不滋腻碍脾；沙苑子易当归，补肾固精；紫菀降气化痰。诸药合用，清润灵动，养阴而不滋腻，化痰而不温燥。

又，李某某，男，40岁。1984年12月25日诊断为肺结核进展期、支气管扩张入院，在抗痨治疗中，干咳咯血，气短，经西药对症治疗几个月未效。1985年4月17日转中医诊治，症见形体消瘦，发稀枯槁，面白颧红，气短神疲，潮热盗汗，腰膝痠软，大便干结，小便短赤，唇燥口干，舌红无苔，脉细数。此乃肾阴亏损，金不生水，肺肾两亏。治宜滋肾为主，佐以补肺。处方：熟地、淮山药各15g，山萸肉（或女贞子代）、茯苓、麦冬各12g，丹皮、泽泻、五味子各9g。连服12剂，咳嗽气短减，气力增，精神好转，咯血少，转用肺肾平治，佐以止血。处方：百合、生地、熟地、天冬、麦冬、玄参、仙鹤草各15g，紫菀、桔梗、白及、白芍各10g，当归6g，百部30g。续服12剂后，咯血止，余证稳定。为巩固疗效，继续肺肾两治，考《时病论》里治肺肾两亏用人参、麦冬、五味子补肺敛肺，知母、玄参清肺又能滋肾，并以甘草协和诸药，再服20多剂，继续西药抗痨治疗，于7月16日痊愈出院①。

1.36 益 火 补 土

> 盖因肾气怯弱，真元衰劣，自是不能消化饮食，譬如鼎釜之中，置诸米谷，下无火力，虽终日米不熟，其何能化？
>
> 宋·许叔微《普济本事方》

益火补土法，即通过温肾壮阳以补脾阳的方法，又称温肾健脾法、温补脾肾法。适用于脾肾阳虚证，或部分以脾阳不足为主之证，症见畏寒肢冷，腰膝酸软，腹泻，完谷不化，或五更泄泻，或浮肿，小便不利；或见小便频数，余沥不尽，舌淡胖、边有齿痕，苔白滑，脉沉无力等。代表方如附子理中丸、四神丸、肾气丸等。需要指出的是，从五行相生关系而言，心属火，脾属土，"火不生土"应为心火不生脾土。但在实际应用时，多指肾阳不能温煦脾土的脾肾阳虚之证。如张乃修《张聿青医案·咽喉》云："脾胃之磨化，尤赖肾中一点真阳之蒸变，炉薪不息，釜爨方成也。"临床实践亦证明，脾阳不足，常常累及肾阳，导致肾阳衰少，温肾阳又易补脾阳。因肾藏元阴元阳，为人一身阴阳之根本。由此可见，不能绝对拘泥于五行相生规律，而应根据临床实际情况，结合藏象学说内容灵活运用。特举典型案例一则。

黄某某，男，30岁，技术员。1973年11月19日来诊。今年2月起便溏，日2～3次，腹中微痛，便后稍减，平时形寒畏冷，腰痛，小便清长，舌淡苔白，脉沉细弦而缓。处方：

① 梁映寰. 肺痨病治验摘介[J]. 新中医，1988，（6）：24-25，46.

淮山药、车前子各 15g，熟地、山萸肉、丹皮、茯苓各 9g，炮附子 6g，益智仁 3g，肉桂心 1.2g（另冲）。连服 5 剂（隔日 1 剂），大便成形，余症均减，但仍腰痛。照上方去益智仁，加枸杞 9g、五味子 3g，服 10 剂，诸症痊愈。1 年后询知，未再复发[①]。

　　本例属命火衰微，火不生土，脾失健运。治以益火补土，方中附子、肉桂、益智仁、淮山药、熟地温补肾阳，火壮则能生土，脾气旺盛，运化得行，不治泻而泻自止。再用茯苓、丹皮、泽泻健脾渗湿泻火，利小便而实大便。该文所载用肾气丸加味治疗慢性肾炎水肿验案，亦是益火补土法临床应用的案例。

---

① 俞长荣，俞宜年. 肾气丸的临床应用[J]. 辽宁中医杂志，1980，（10）：22-24.

2 思维方法篇

　　中医思维方法，指构建中医药理论与开展临床实践活动的手段、方式和途径。中医学虽然偏重于象思维，但逻辑思维作为人类共有的基本思维方法，同样也是中医学不可或缺的重要思维方法。这里主要论述逻辑思维、象数思维、模型化方法、兵家思维等中医常用的思维方法，特别是在中医学领域，相关思维方法在实际中应用不当的一些情况，以期引起同道的关注。

2.1 多相概念

> 中医学的概念，就其所指而言，具有多相性特征。
>
> 邢玉瑞《中医学概念问题研究》

　　概念是反映事物对象本质属性或者特有属性的思维形式，是逻辑思维的最基本单位，常被比喻为逻辑思维的细胞，是科学思维必不可少的工具。中医学在中国传统哲学的影响下，喜欢把人体及其所处环境作为一个整体考察，主要关心的是整体的功能而不是要素的特性，而整体总是有许多属性和关系，所以中医学的基本概念和范畴往往是多相的，即一个概念或范畴往往是通过多个判断从不同角度、不同层面来规定，而不是从一个方面或侧面加以界定。多相式概念的内涵和外延都不那么确定，内涵所包含的成分或要素很难穷尽，外延的界限也只有一个大致的轮廓，概念具有明显的多义性和流动性，同一概念可具有不同功能，实体范畴、属性范畴和关系范畴的界限不清，可因情、因人、因时而变，只有具体情况具体分析才能把握。如中医学的重要概念气，"实质上没有确定的逻辑内涵，也缺乏确定的逻辑外延；它可以诠释自然、生命、精神、道德、情感、疾病等一切认知对象的起源与本质"[①]。在当代科学语境下，气可以认为是指构成人体、维持人体生命活动的物质、能量、信息的总称。又如"阴阳"范畴，当它们表示阴气、阳气，肾阴、肾阳时，自然属于实体范畴。但当它们表示两种趋势、状态、作用时，又可能是属性范畴或关系范畴，八纲辨证中的阴阳即属于属性范畴。在实际的阴阳范畴使用中，对实体阴阳与属性阴阳应该有明确区分，不可混为一谈。经络概念也是如此，以体而言指血管及其并行的神经；以用而言，经络指活体状态下，主体对神经、血管及其关联的整体运行状态的自我体验或曰心灵的经验[②]。另如"风能胜湿"，本来是对自然界风能促进水湿蒸发现象的描述，后来演变为指导临床治疗，指祛风类药物治疗湿证，这里从自然之风，转义指祛风药。从逻辑学角度而言，此也可谓偷换概念的一种表现，即自觉或不自觉地违反同一律的逻辑要求，用一个概念去代换另一个不同的概念。

　　多相式概念的优点在于从宏观上能够把握对象的整体，概念具有一种灵活性、流动性和兼容性，常常启发人们从不同的方面进行思考，从而给人一种博大而深邃的感觉。缺点在于难于把握对象的要素，由于没有精确的概念，很难形成严密的理论。

---

　　① 曾振宇. 思想世界的概念系统[M]. 北京：人民出版社：2012：18.
　　② 邱鸿钟. 医学与语言：关于医学的历史、主体、文本和临床的语言观[M]. 广州：广东高等教育出版社，2010：112-113.

2.2 符 号 替 代

> 中医学的概念，从概念的语用角度而言，符号替代使用。
>
> 邢玉瑞《中医学概念问题研究》

语用学是语言学各分支中一个以语言意义为研究对象的新兴学科领域，是专门研究语言的理解和使用的学问，它研究在特定情景中的特定话语，研究如何通过语境来理解和使用语言，研究语言在一定的语境中使用时体现出来的具体意义。语言作为一种符号，也是对等的共有信息的物质载体。它作为人类彼此之间的一种约定，能传递一种本质上不同于载体本身的信息。但在中医学领域，一些语词概念在一定的语境下使用时，却具有与语词本身含义不同但相关的语义，由此形成符号替代的现象，主要体现在以下两个方面。

其一，五行语境下的概念替代。五行学说将人体、自然界乃至社会的不同事物、现象纳入五行体系后，同一行之间的事物称谓在一定的语境下可相互替代。如《素问·阴阳应象大论》说："筋生心""血生脾""肉生肺""皮毛生肾""髓生肝"。这里的筋、血、肉、皮毛、髓五体作为符号，实际指代的是相应的肝、心、脾、肺、肾五脏，即按五行相生关系，肝木生心火，心火生脾土，脾土生肺金，肺金生肾水，肾水生肝木。故王冰注释"髓生肝"谓："《阴阳书》曰：水生木。然肾水之气，养骨髓已，乃生肝木。"其他如中医治则治法所言"培土生金""金水相生""泻南补北""佐金平木"等，莫不如此。

第二，干支符号的语义转换。天干地支，简称为干支，原本是古人记录年、月、日的符号，但在后来的实际运用过程中，其形式与内容、主体与客体之间已经发生了互渗，干支被赋予了丰富的文化内涵，构成了一个既具有独立性质，又能与阴阳、五行、脏腑等互换、互动的符号系统。如中医藏象学说所言"乙癸同源"，即以乙、癸分别指代肝、肾，将肝、肾之间精血同源互化的关系概称为乙癸同源。再如在运气学说中，干支符号作为重要的推演工具，可以代指五运、六气及其太过、不及的状况等。

2.3 定 义 方 法

> 内涵和外延是概念的两个基本逻辑特征。概念的内涵是指对事物对象本质属性或者特有属性的反映，外延是指具有某种本质属性或者特有属性的事物的对象范围。
>
> 邢玉瑞《中医思维方法》

定义就是以简短的形式揭示语词、概念、命题的内涵和外延，使人们明确它们的意义及其使用范围的逻辑方法。定义通常包括三个部分：被定义项、定义项和定义联项。被定义项就是在定义中被解释和说明的语词、概念或命题。定义项就是用来解释和说明的语词、概念或命题。定义联项是连接被定义项和定义项的语词，如"是""就是""是指""当且仅当"等。

根据不同的标准，定义可以区分为不同的类型。在中医学中，常用的定义方法为内涵定义、外延定义。①内涵定义。即揭示一个词项的内涵的定义。最常见的内涵定义形式，也是最常用的下定义的方法，是先找出被定义词项的属词项，然后找出它与同一个属下的其他物种之间的区别，简称"种差"，并以"被定义项＝种差＋临近的属"的形式给出定义。如果种差揭示的是被定义概念所反映的对象的发生过程，称为发生定义。如果种差揭示的是被定义概念所反映的对象所处的关系，称为关系定义。如果种差揭示的是被定义概念所反映的对象的功用，称为功用定义。②外延定义。即通过列举一个词项的外延，使人们获得对该词项的某种理解和认识，从而明确该词项的意义和使用范围的方法。根据列举对象数目的情况，可分为穷举定义和列举定义。

定义的目的是通过揭示概念的内涵和外延，明确概念的适用范围，并因此判定该概念的某一次具体使用是否适当。因此，正确的定义必须遵守以下规则：①定义必须揭示被定义项的特有属性或区别性特征。②被定义项与定义项的外延必须是全同关系。如果定义项的外延大于被定义项，所犯的逻辑错误称为"定义过宽"；反之，如果定义项的外延小于被定义项，称为"定义过窄"。③定义项中不能直接或间接地包含被定义项。违反这一规则，如果定义项中直接包含被定义项，称为"同语反复"；如果在用定义项去刻画、说明被定义项时，定义项本身又需要或依赖于被定义项来说明，称为"循环定义"。④定义不可用含混、隐晦或比喻性词语来表示。⑤除非必要，定义不能用否定形式或负概念。

2.4 定义过宽

> 运气学说，是中医学在古代探讨气象运动规律的一门科学，即古代的医学气象学。
>
> 任应秋《运气学说》

定义过宽，是指定义项的外延大于被定义项的外延，即一个定义把本来不属于被定义概念外延的对象也包括在该概念的外延之中。以中医学对运气学说的定义为例，任应秋《运气学说》中的定义，即违反了"定义项外延必须与被定义项外延全同"的规则，犯了"定义过宽"的错误。因为运气学说本质上是研究气象、物候与人体生理病理变化关系的理论，并不纯粹探讨气象运动规律；同时，运气学说一定要借助干支符号来推算，而在《黄帝内经》中也有一些研究季节天气变化与人体关系的论述，如《素问·四气调神大论》《素问·脏气法时论》等，并不运用干支符号推算，但也属于古代的医学气象学范畴。另外，将运气学说定义为一门科学，无疑自相矛盾。因为学说是指学术上自成理论体系的主张或见解，而科学一般认为是运用范畴、定理、定律等思维形式反映现实世界各种现象的本质和规律的知识体系，从运气学说的内容看，也不好说已经达到了揭示规律的科学层面。全国中医药行业高等教育"十三五"规划教材《五运六气概论》的定义为："五运六气理论是中国古代研究天时气候变化规律，以及天时气候变化规律对人体生命影响的一种学说。"此定义同样犯了"定义过宽"的错误。另外增设了"天时"的内容，天时可指天地四时运转的法则、自然有利的时机、天命、气候、时间等，却没有进一步的说明。

对运气学说的定义，必须厘清运气学说与医学气象学、时间医学的关系，运气学说与后二者之间是一种交叉关系，关键是运气学说以干支符号为工具来推演天气变化，以超长节律为主。运气学说当指古人研究天象、气象、物候和人体生理病理之间关系及其规律的一种学说。它是以"天人合一"的整体观念为指导，以阴阳五行理论为基础，以干支符号作为演绎的工具，来推论天象、气象、物候及人体生理病理的变化，以探索自然现象与生命现象的共有周期规律，从而寻求疾病的发病规律及相应的防治方法，其中包涵着丰富的医学气象学思想。

2.5 定 义 过 窄

> 反治，指顺从病证的外在假象而治的治则。由于采用的方药性质与病证中假象的性质相同，故又称为"从治"。
>
> 全国中医药行业高等教育"十三五"规划教材《中医基础理论》

定义过窄，是指定义项的外延小于被定义项的外延，即一个定义把本来属于被定义概念外延的对象排除在该概念的外延之外。这里以对"反治"的定义为例，各版《中医基础理论》规划教材都定义为顺从病证的假象而治，如阴极似阳、阴盛格阳的真寒假热证，治疗用温化寒凝、回阳救逆的温热方药，是为"热因热用"；阳极似阴、阳盛格阴的真热假寒证，治疗用清解在里郁热的寒凉方药，是为"寒因寒用"。此均属顺从病证的假象而治的方法。但"热因热用"尚有如气虚发热，用补中益气汤等"甘温除热"之法。"通因通用"是指用通利的药物治疗具有实性通泄症状的病证，如燥热内结，泄利粪水的"热结旁流"证，急用承气汤类方攻下燥实；食积腹泻，用保和丸、枳实导滞丸等荡涤积滞；瘀血崩漏，治用少腹逐瘀汤、失笑散之类活血行瘀；产后血瘀内阻，恶露不尽，也当活血化瘀，以疏通胞宫，均属"通因通用"之例。又如湿热水泻，临床常用五苓散、六一散等利小便而实大便；湿热蕴结之下痢，虽日下数十行，治疗仍不宜止涩，当清热通肠，调气行血，张洁古创芍药汤治疗早期痢疾，药用大黄，亦取"通因通用"之义。"塞因塞用"是指以补开塞，用补益药以治疗具有闭塞不通症状的病证,如精血不足,冲任亏损的闭经,治当填补下元,滋养肝肾,养血益气以行其经;阴液不足,汗无化源的无汗,治用养阴发汗;大便虚秘,因于血虚者宜养血润燥,因于气虚传导无力者当益气健脾,阳虚便秘治以温阳,津亏便秘治宜养津补阴以增水行舟。又如小便不通,或因于肺气不足,通调无权;或因于中气下陷,清气不升,浊阴不降;或由于肾阳不足,命门火衰,膀胱气化无权,治疗当分别予以补益肺气,复其通调水道之权;或补益中气,使脾气升运,浊阴自降;或温补肾阳,化气行水。凡此数种,均属"塞因塞用"之例。

上述"塞因塞用""通因通用"及"甘温除热"之"热因热用",虽然疾病的本质与表象在通利、壅塞等方面表现不尽一致,但其表象都是对内在复杂病理变化的真实反映,不属于假象。因此,依据"顺从病证假象而治"来定义反治法,就违背了定义概念的外延必须和被定义概念的外延相等的规则,犯了"定义过窄"的逻辑错误。

2.6 循 环 定 义

> 定义项中不能直接地或间接地包括被定义项。违反了这条规则就会犯"循环定义"的逻辑错误。
>
> 彭漪涟,马钦荣《逻辑学大辞典》

循环定义,定义项直接或间接地包含了被定义项的逻辑错误。定义项是用来揭示被定义项的内涵的,如果直接或间接地包含了被定义项,等于用被定义项来揭示它自身的内涵,自然达不到揭示内涵的目的。定义项直接包含被定义项造成的循环定义的错误,通常称为同语反复。如"逻辑学是研究逻辑的科学",它的定义项里直接包含了被定义项,这种循环定义就是同语反复。定义项间接地包含被定义项造成的循环定义的错误,又称恶性循环。这表现在两个以至两个以上互相联系的定义中。如在提出定义"理性活动是人区别于动物的高级神经活动"之后,又提出"高级神经活动是人的理性活动"这一定义,这两个定义便构成恶性循环。单独地看,两个定义的定义项都没有包含被定义项,但第一个定义的被定义项是第二个定义的定义项,而第一个定义的定义项却是第二个定义的被定义项,它们间接地互相包含,构成了一个循环,等于绕了一圈又回到原来的出发点,任何一个被定义概念的内涵都没有得到揭示。

中医学由于基于日常生活研究生命活动,多以自然语言表述理论,概念大多是一种描述性定义,特别是对疾病本质认识的欠缺,以主要症状为疾病名称,因此在现代语境下的概念定义,就难以避免循环定义之套路。如全国中医药行业高等教育"十四五"规划教材《中医内科学》,定义头痛为"以自觉头部疼痛为主症的疾病",胃痛为"以胃脘部近心窝处疼痛为主症的疾病",诸如此类,基本上都属于同语反复。即或是一些本属于疾病的定义,大概为了追求定义的统一性，也采用了以临床表现为主的描述性定义，如"感冒是以鼻塞、流涕、喷嚏、头痛、恶寒、发热、全身不适为主症的疾病"，此定义则不如"感冒是六淫、时行之邪侵袭肺卫，以卫表不和、肺失宣肃为主要病机的急性呼吸道疾病"更为合理。再如胸痹本来是以病位、病机命名的病名，教材定义为"胸痹是以胸部闷痛甚则胸痛彻背、喘息不得卧为主症的疾病"，此定义恰恰丢弃了心脉痹阻的关键要素，另外"不得卧"的语义也不明确，因为"不得卧"在中医学中既可以指不能平卧，也可以指失眠。

2.7 定义不清

> 定义就是以简短的形式揭示语词、概念、命题的内涵和外延，使人们明确它们的意义及其使用范围的逻辑方法。
>
> 陈波《逻辑学十五讲》

概念的内涵是指对事物对象本质属性或者特有属性的反映，外延是指具有某种本质属性或者特有属性的事物的对象范围。所谓明确概念，就是明确它的内涵与外延。如果一个定义不能揭示被定义项的特有属性或区别性特征，或外延界限不清，自然就会导致定义含糊不清。以《中医思维的内涵与外延》①一文对中医思维的内涵与外延界定为例，该文认为"中医思维是中医人在从事医学活动过程中的思维现象，用以认知和解决人体健康和疾病问题"。这里将中医思维界定为一种"思维现象"，明显有循环定义之嫌，也不符合思维是一种活动或过程的一般认识，如从现代认知科学的角度，将思维定义为一种指向问题解决，反映与建构、理性与情感、认识与实践、主观与客观、主体与客体辩证统一的一系列心理活动。而且"思维现象"用以认知和解决问题，也难以说通。同时，该文提出中医思维的内涵为整体观念，主要表现在人体的空间整体、天人合一和时间整体 3 个方面，其外延主要应用体现于中医各学科中，主要为中医基础理论、中医诊断学、中药学、方剂学、中医内科学。这里对内涵、外延的理解与应用明显有误，整体观念是中医思维的哲学基础而不是其内涵。关于中医思维，人们主要关注的是思维方法而不是思维过程，比较准确地应该表述为中医思维方法，其内涵是指以中国传统哲学观为指导思想，认识世界与人体生命活动，构建中医药理论与开展临床实践活动的手段、方式和途径。外延包括理论建构、临床实践、科学研究中所采用的思维方式、方法，以及运用中医药理论知识指导临床诊疗、科研活动的方法等。当然，外延也可以方法为划分的标准，如经验思维、象思维、逻辑思维、系统思维等。

---

① 赵文，林雪娟，闵莉，等. 中医思维的内涵与外延[J]. 中华中医药杂志，2020，35（1）：46-49.

2.8 混淆概念

> 同一律的内容是：在同一思维过程中，一切思想（包括概念和命题）都必须与自身保持同一。
>
> 陈波《逻辑学十五讲》

混淆概念，是指在思维或论辩过程中把两个不具有同一关系的概念当作具有同一关系的概念而等同使用，因而违反同一律逻辑要求的逻辑错误。在中西医学结合的背景下，以西医解释中医的现象较为普遍，如将中医藏象之脏等同于西医同名脏器，将各种中毒与中医之"毒"、炎症与火热等交叉关系视为同等关系，均是违反了同一律的混淆概念。特举一例说明。

患者吴某，男，42岁，3个月前因劳累过度，发现面目四肢浮肿，按之凹陷，并觉神疲纳少，腰腿酸软，小便黄少，就诊于某医院。小便常规检查：蛋白（+++），白细胞（++），红细胞（++），颗粒管型1~4，血压160/100mmHg，诊断为急性肾小球肾炎。除肌注青霉素及口服利尿剂外，用中药知柏地黄汤加味内服。服后无效，反见腹胀纳呆，大便溏薄，怯冷，四末不温。后改用金匮肾气丸，以巴戟天、淫羊藿易桂、附，并加白术、神曲之属。1周后仍不见效果，自觉面部烘热，心烦不寐，乃改赴某医院求治。当时症见面目四肢微肿，四末欠温，颜面烘热，头昏胀痛，心烦不寐，腹胀纳呆，大便溏滞不爽，舌红苔黄腻，脉弦稍数。辨证为湿热内阻，兼夹风阳，治宜清热利湿，芳化息风，方用八正散、小蓟饮子合方加减：萹蓄、瞿麦、小蓟、竹叶、白茅根、玉米须、木通、焦山栀、藿香、佩兰、白蔻仁、连皮茯苓、钩藤。未用西药，1个月后小便复查：蛋白±，白细胞0~3，红细胞1~3，血压130/86mmHg，临床症状消失[①]。

本案一再误治，关键在于将西医的肾与中医藏象之肾等同起来。急性肾小球肾炎属中医水肿病范畴，水肿发病与中医肺、脾、肾等多脏关系密切。本案早期乃因劳倦伤脾，脾失健运，以致水湿内蕴，泛溢肌肤而四肢浮肿，其属水肿病之阳水证，治宜健脾利水，方如五苓散、五皮饮合方加减。但初诊误以脾病为肾病，用知柏地黄汤甘寒滋腻之剂补阴，致湿邪壅滞，脾阳受困，健运无权，而见腹胀纳呆，大便溏薄，怯冷，四末不温。但医者不解其为脾阳不伸，阳气不能达于四末所致，误以"怯冷、四末不温"为肾阳不足，服用肾气丸加减温补肾阳，致使湿邪更加蕴结不解，且湿郁化热，引动风阳，产生头面烘热，心烦不寐等证。其舌红润、苔黄腻为湿热之证，脉弦稍数为风阳上扰之象。证属湿热内阻，兼夹风阳，故以清热利湿，芳化息风之方，而临床症状消失，小便化验亦明显好转。

---

① 贺学泽，来发明. 古今失误医案辨析（续一）[J]. 陕西中医函授，1984，（2）：10-11.

2.9 张冠李戴

张冠李戴，比喻认错了对象，弄错了事实。这种思维的混乱在中医领域亦有所见。如全国中医药行业高等教育"十三五"规划教材《中医诊断学》提出中医诊断的基本原理有四：①司外揣内，即观察外部的表现，可以测知内脏的变化，从而了解疾病发生的部位、性质，认清内在的病理本质；②见微知著，即通过微小、局部的变化，可以测知明显的、整体的病理情况；③以常衡变，即在认识正常的基础上，辨别、发现太过、不及的异常变化；④因发知受，即通过对发于外的临床表现的分析，以推求所感受的病因。这里主要是没有搞清楚"原理"一词的涵义，而将一些基本方法误作原理看待。

原理是指具有普遍意义的最基本的规律或道理，而上述四个方面均不具有规律或道理的意义。如司外揣内是方法，其原理是"有诸内者形诸外"（《丹溪心法·能合色脉可以万全》）；见微知著是方法，其原理是"微"可以显示、预测"著"；以常衡变是方法，其原理是常变相关；因发知受，是一种由果推因的诊断方法，而且是在西医病原学检测方法建立以前，中、西医均采用的方法。《"因发知受"是中医诊断思维的体现》[①]一文对此进一步阐发，认为因发知受还包含了认识发病，辨识状态，又体现了司外揣内的诊断原理。这种过度诠释，混淆了审证求因与辨证的区别，同时司外揣内与因发知受相互包含，同作为诊法原理，则又犯了划分时"子项相容"的逻辑错误。《从"因发知受"到中医状态辨识》[②]一文认为"因发知受"的内涵主要包括司外揣内和审证求因，其运用离不开整体观念、辨证思维、恒动思维等中医思维的指导。这里一方面将因发知受视为一种方法过度诠释，与前文犯了同样的逻辑错误；另一方面，又认为中医状态辨识以"因发知受"为原理，则原理之上又出现了原理；三是因发知受等本为中医诊断辨证的思维方法之一，那么又如何受辨证思维的指导？辨证思维与因发知受到底是指导与被指导的关系？还是一种包含关系？由此可见，概念不清势必导致系列的逻辑混乱。

① 陈谦峰，李灿东. "因发知受"是中医诊断思维的体现[J]. 中医杂志，2020，61（11）：1004-1006.
② 夏淑洁，李书楠，林雪娟，等. 从"因发知受"到中医状态辨识[J]. 中华中医药杂志，2020，35（1）：27-31.

2.10 划 分 方 法

逆者正治，从者反治，从少从多，观其事也。

《素问·至真要大论》

划分是依据一定的标准，将一个属概念的外延分为若干个种类，以进一步明确该概念的外延的逻辑方法。正确的划分要遵循以下规则：①各子项外延之和必须等于母项的外延。②每次划分必须依据同一标准。③子项的外延必须为不相容关系，即两个概念的外延没有共同的分子。④各子项必须是同一层次的概念。

各版《中医基础理论》规划教材均认为正治是针对疾病或证候性质，反治是针对疾病或证候假象。这种界定与划分，明显违反了概念定义及划分的规则。正治与反治是对治本概念的划分，如果正治从疾病或证候的性质界定，反治从疾病或证候的假象界定，则违背了每次划分必须依据同一标准的规则，犯了"混淆标准"的逻辑错误。另外，从病证性质而言，不仅正治法治疗用药与病证性质相反，反治法虽然部分治法治疗用药顺从了病证假象，但与病证性质也是相逆，仍是根据病机确定的治本措施。因此，无论正治、反治，均是逆病证性质而治的治本措施，所以，若以病证性质作为划分标准，势必违反划分的各子项必须互不相容的规则，犯了"子项相容"的逻辑错误，无法区分出正治与反治，子项外延之和小于母项，犯了"划分不全"的逻辑错误。从下定义的角度言，由于以逆病证性质而治界定正治法，则正治法已包含反治法在内，故又违背了定义必须相应相称，即定义概念的外延必须和被定义概念的外延相等的规则，犯了"定义过宽"的逻辑错误。

正治与反治，从概念间的关系言，当属矛盾关系，即在同一属概念下的两个种概念的外延相互排斥，且它们的外延之和等于属概念的外延。正确的表述应该为：正治与反治的区别，关键在于治疗用药与疾病表象相反还是相同，故对其划分，必须以疾病表象为标准，正治当指治疗用药的性质、作用趋向与疾病表象相反的治疗，适用于病情单纯，表象与本质一致的病证。反治则指治疗用药的性质、作用趋向顺从疾病表象的治法，适用于病变复杂，表象与本质不完全一致的病证。这里表象既可是假象，也可是真象。

再如张廷模等[①]在对古今药性论述研究的基础上，提出了中药药性"三性"说，认为将药性按照一、二两级分类层次划分来看，凉为寒之渐，寒包含了凉；温为热之渐，热包含了温，其间分别只存在程度（定量）上的差异，并无属性（定性）区别。因而，一级分类应分为寒、热、平三性；其二级分类再按程度不同分为大寒、微寒、大热、温、微温等。以往"四性"的分类方法，违反了"子项不相容"的科学分类原则，导致了子项（寒与凉，

---

① 张廷模，王建. 中药药性"三性"说新论[J]. 成都中医药大学学报，2006, 29（4）：1-2.

热与温）相互包容，层次混乱。中药寒热平三性的"三分法"更符合逻辑。

2.11 以方测证

在《伤寒论》原文中，有不少条文叙证简略，一般认为这是仲景的"省文法"。在这种情况下，读者就要根据该条所出示方剂的组成和功效等，推测该方证被省略了的证候表现，以形成完整面貌，这便是"以方测证"方法。

傅延龄《伤寒论研究大辞典》

以方测证，是根据方剂之药物构成及其效用，来推测其所主治对象的病机或症状的方法，属于传统中医学研究方证关系及证候的重要方法。其理论依据是"方证相应""方证相对"。由于方剂的组成基础是中药，故以方测证认识方法的实现基础是"以药测证"。如《伤寒论》第172条："太阳与少阳合病，自下利者，与黄芩汤。"黄芩汤由黄芩、芍药、甘草、大枣等药物组成，无解表药，推断本病虽缘于外感，但目前太阳病表现已不复存在；方中黄芩苦寒，可清泻胆火，故推断本证少阳病变本质仍存，因此临床表现除"自下利"，应还伴有发热口苦、烦渴尿赤、舌红苔黄、脉弦数等少阳火郁症状。现代又将此法运用于中医"证"的实验研究和临床研究中，以方剂的效应，来推测证型为何，曾成为判定动物证候模型是否成功的一个必要标准。

然从逻辑学充分条件假言推理"肯定后件不能必然肯定前件"的逻辑规则而言，以方测证法是不可行的。因为如"太阳与少阳合病，自下利者，与黄芩汤"（《伤寒论》第172条），这种"如果某某证，那么某某方"形式的命题，从逻辑学的角度讲，"证"与所用"方"之间在有效的情况下只构成了一种充分条件命题，而不是充分必要条件命题。那么，以方测证就犯了肯定后件来肯定前件的错误。以"太阳病，头痛发热，汗出恶风者，桂枝汤主之"（《伤寒论》第13条）这条原文为例，我们将"太阳病，头痛发热，汗出恶风者"作为前件并将其命名为"太阳中风证"，将"桂枝汤主之"作为后件。我们可以说"如果是太阳中风证，那么应当桂枝汤主之"，也可以说"如果并非以桂枝汤主之，那么可能不是太阳中风证"。但绝不能说"如果不是太阳中风证，那么不应该以桂枝汤主之"；"如果以桂枝汤主之，那么是太阳中风证"。又如《伤寒论》第338条云："蛔厥者，乌梅丸主之，又主久利。"这里一方对应两种疾病，那么以方测证，就非必然结果了，以此来判定动物证候模型是否成功亦当慎重。

刘渡舟《伤寒论诠解》提出以脉测证，即以脉象为依据而推测疾病的证候表现，是《伤寒论》的一种诊病方法。其所犯逻辑错误与以方测证相同。

2.12 周延不当

周延性：通常表示性质命题（直言命题）中主项和谓项的外延在命题中被断定的情况。

彭漪涟，马钦荣《逻辑学大辞典》

在一个性质命题中，如果断定了一个词项（主项或谓项）的全部外延，则称该词项（主项或谓项）是周延的；如果没有断定一个词项（主项或谓项）的全部外延，则称该词项（主项或谓项）是不周延的。周延性的一般规则是：全程命题的主项都是周延的，特称命题的主项都是不周延的；否定命题的谓项都是周延的，肯定命题的谓项都是不周延的。如果一个词项在前提中不周延，但在结论中周延了，即结论所断定的超出了前提所断定的，从而推理就不是必然的和有效的。违反了这条规则所犯的逻辑错误叫"周延不当"。特举案例说明如下。

刘某，男，38 岁，1973 年 6 月 2 日初诊。患者面生小疮，搔破挤压后，随即恶寒不适。曾请医诊视，予解表发散药，疗效不显。翌日，热从里出，再诊，投清解之剂，热痛未减，转来就诊。患者面目浮肿，疮虽小而剧痛，且疮顶黑陷，周围皮色瘀黯，按之稍硬。畏寒已罢而壮热烦渴，出汗，神志不清，大便结，小便短赤，舌质红，苔黄焦，脉数实。此为火从风扇，迫毒内陷，疔毒走黄。治按凉血清热解毒法，用犀角地黄汤加味。处方：水牛角 30g（磨汁），鲜生地 30g，丹皮 9g，赤芍 12g，大青叶 9g，黄连 9g，紫花地丁 30g，野菊花 30g，金银花 30g，生石膏 30g（先煎），半枝莲 15g。2 剂，每天 1 剂。服后疮敛，热退神清，再剂善后，痊愈[①]。

本案误诊原因的关键在于对恶寒一症的辨析不确。虽然《伤寒论》太阳病提纲云："太阳之为病，脉浮，头项强痛而恶寒。"古人亦有"有一分恶寒，便有一分表证"的说法，但从中医临床实际来看，恶寒一症除见于表证外，尚可见于里证，如疮疡火毒内发的早期，或酿脓的中期，以及疮疡已溃而毒邪未去，正不胜邪的末期，均可出现恶寒发热并见的症状。从逻辑推理的角度而言，本案的推理形式为：

表证都应有恶寒。

刘某有恶寒。

所以，刘某所患为表证。

这个三段论中，大项"表证"及小项"刘某"都只与中项"恶寒"的一部分发生关系，就有可能大项与中项的这个部分发生关系，而小项与中项的另一个部分发生关系，结果是大项与小项之间没有确定的关系，得不出必然的结论来。违反了三段论推理"中项在前提中至少要周延一次"的规则，所犯错误称之为"中项不周延"。况且恶寒也不是中医表证的必见症状。

---

① 广州中医学院《新中医》编辑室. 老中医医案医话选[M]. 广州中医学院，1977：178-179.

2.13 共变求因

共变法：判明现象因果联系的一种方法。在被研究现象发生一定程度变化的各个场合中，如果其中只有一个情况发生一定程度的变化，而其他情况保持不变，那么这个唯一变化的情况就是被研究现象的原因。

彭漪涟，马钦荣《逻辑学大辞典》

临床分析疾病原因时，在其他条件不变的情况下，如果 A 因素出现时就随之出现 a 症状，A 因素不出现时，a 症状也不出现，那么 A 因素就是 a 症状的原因。特举印会河《中医内科新论》案例如下。

田某，女，54 岁。出生都市，因婚嫁转入农村，又因家庭不和，被翁姑虐待，故又再入城市，操保姆为生。情绪蒙受刺激，遂致郁气伤肝，气火内燔。偶有情绪不适，即感胃热吞酸，心烦嘈杂，消谷善饥，腹中阵痛，痛后即泻，飧泄完谷，有时大便失去自控能力，常致污染衣被。如此者已历 30 余年。余于友人处茶话时接诊之。当根据其舌红绛如榴火之色，脉弦劲而数等情况，乃认为肝经郁火，干扰脾胃，故胃酸痛泻，由此而生。投用戊己丸合痛泻要方，泄肝而和脾胃，方用：黄连 6g，吴茱萸 2.5g，赤白芍各 15g，防风 9g，白术 9g，陈皮 9g，煅瓦楞子 30g（先下）。

服 3 剂，诸证悉罢。服 10 剂后，改用成药加味左金丸收功，服 3 个月以后停药，10 余年来，未见复发。

按 患者每因情绪不适，即见胃热吞酸，心烦嘈杂，消谷善饥，腹中阵痛，痛后即泻，飧泄完谷，多年未愈，而平日则如常人。说明此病之因乃情志不舒，使肝气郁结，乘脾犯胃，大便泄泻属脾失健运；胃热吞酸，属胃失和降。结合脉舌之象，辨证为肝经郁火，干扰脾胃，以戊己丸调和肝胃，痛泻要方调和肝脾，三剂而愈。此案印会河依据每有情绪变化则发病，无情绪变化则不发病的特点，诊断病位在肝，正是采用了共变法分析因果关系的具体应用。

2.14 归纳不当

归纳法：从个别的或特殊的经验事实出发而概括得出一般性原理、原则的思维方法。

彭漪涟，马钦荣《逻辑学大辞典》

在进行归纳推理时，如果根据若干还不够充分的事实仓促地推出一般性的结论，把它看作完全可靠的，就会犯"归纳不当"的错误。其谬误的实质是严重忽视了与样本属性相反的事例存在。临床诊断中，也常常因为归纳不当而导致误诊误治，特举例如下。

高某，男，48岁，1956年3月28日初诊。壮热（体温38.9～39.7℃）13日，多汗，其热不为汗衰，头晕疼，胸闷，烦渴，偶或谵语，肢困，腹笥无所苦，按之濡。舌边尖红、苔黄白相兼，脉数。热、汗、渴已备，于是投以白虎汤去粳米，加连翘、银花、山栀、桑叶、竹叶。一剂。翌日复诊，身热未退而反见憎寒，胸闷益甚。今晨大便一行，质溏薄。细察颈、胸、背部有白㾦累累，晶莹饱满。询得口虽干而不引饮，头晕疼而如裹如蒙，观其面黄不泽，且肢体困重，此证颇有湿温之嫌。于是按湿温热在气分，热重于湿论治。药用：苍术、知母各6g，生石膏、薏仁各15g，连翘、生山栀、豆卷各9g，粉甘草1.5g，淡竹叶30片。一剂。药后热虽未退而自觉舒适，胸次痞塞渐开，药既应手，再重其制。前方苍术加至9g，石膏加至21g。连服二剂，体温降至37.3～38.6℃，黄苔已化。上方去山栀，加白蔻仁1.5g（后下），再服二剂，体温降至37.3～37.6℃。越3日，热退而瘥[①]。

从逻辑思维的角度而言，本案初诊之误有二：一是概念限制不够精准。限制是通过增加内涵，缩小外延，从属概念得到其种概念的逻辑方法，其作用是把一般概念具体化。本案仅限制"渴"为"烦渴"，而没有限制到"不欲饮"；"头疼"仅限制到"晕疼"，而没有限制到"如裹如蒙"；"肢困"也没有限制到"困重"等。二是归纳不当，以偏概全。基于上述概念限制的问题，突出了热、汗、渴等热邪致病的特征，而忽略了饮水不多、首如裹、身重、胸闷、苔黄白相兼等湿邪致病的特征，辨证为阳明经实热证，误用白虎汤加味而病情加重。复诊时观察到白㾦，并认识到相关湿证的表现，辨证为湿温病热重于湿，治以清热化湿而迅速获效。

2.15 机 械 类 比

> 木与夜孰长？智与粟孰多？爵、亲、行、贾四者孰贵？
>
> 《墨子·经说下》

类比推理是根据两个或两类事物在一些属性上的相似或相同，而推出它们在其他属性上也相似或相同的逻辑方法。《墨子·经下》云："异类不比，说在量。"认为不同类的事物不能比较推论，其原因在于衡量的标准不同。如果不依据两个或两类对象的本质属性，而是只罗列一些看起来相似或相同的现象或偶然属性，去类比并进而推出它们在另外的一些属性也相似或相同，就是机械类比。它是类比推理中常见的一种逻辑错误，是一味模仿的

---

① 王少华，王淑善，王卫中. 湿温误治案[J]. 中医杂志，1982，（8）：20-21.

思维模式，应极力避免，否则极易把人的思想引入歧途。特举案例如下。

1942年7月，成都春和饭店厨师余禄，男，36岁。咳嗽吐血，身热烦躁，头疼，舌干红，舌心略薄黄，脉细数，已历三日。余断为"血燥生热，导致气逆而血不归经"。用自拟"旱茅汤"（旱莲草、陈棕炭、白茅根、侧柏叶、仙鹤草、生栀子、生小蓟、慈竹茹、炒地榆、陈藕节、生槐花），二副，血止，余症亦消失。第二年七月初，前症复发，兼加身疼，小溲黄灼，苔白滑，脉浮紧。仍用"旱茅汤"无效。再诊，因患者不能入睡，加生地、阿胶滋阴液兼止吐血。服后不但血不止，反而大吐，并增咽痛躁扰，极其痛楚，症象又与去年同。

今用已效之方不验，何也？乃脉舌有异。去岁脉细数，数为血燥，细为阴津被灼，舌干红，苔微黄是热邪内扰，故用甘寒凉血之剂收效。今脉浮是有表，脉紧为有寒，其白滑之苔，加以壮热身疼无汗，正是《伤寒论》之麻黄汤证。用麻黄汤一剂，微汗出，咳减血止，连服二剂，诸恙消失而愈[1]。

按 本案之误，原作者认为是由于"对第二次发病不辨脉舌，未加辨证，套方治之""一次侥幸，二次便生疏忽之心"。由此可见，医生用的是类比法，即将上次的诊治经验类推用于二次发病，但由于患者先后的表现并不完全相同，"去岁脉细数，舌干红，苔微黄"与"今脉浮紧，苔白滑"正是其本质区别之所在。本例类比内容仅是患者的某些表现，并非是病机上的类比，犯了"机械类比"的逻辑错误，误诊就在所难免。

2.16 模 态 判 断

> 模态命题：亦称"模态判断"。一切含有模态词（如"必然""可能""偶然""必须""相信""知道"等）的命题。由于"必然""可能"是两个最基本的模态词，因而在通常情况下，人们所说的模态命题多指必然命题或可能命题。
>
> 彭漪涟，马钦荣《逻辑学大辞典》

模态命题常被用于中医临床思维中，人们对病证的认识判断过程，从有把握的认为到毫不犹豫的确定，常常是可能命题、必然命题、实然命题都有可能存在。这里的实然命题，是指断定事物情况实际存在或不存在的命题，通常主要指不包含模态词的性质命题。如果在临床思维过程中，将可能命题与必然命题、实然命题混淆，势必也会造成诊治失误。如下述案例。

董某，男，60岁，1981年12月5日初诊。12月4日中午食用大量肉食及少量白酒后，右上腹疼痛，阵发性加剧，并向右肩及背部放射。伴有恶心呕吐，吐出食物残渣后又吐清

---

① 刘静庵. 吐血误"滋"案[J]. 江西中医药，1983，（2）：16.

稀涎沫。畏寒，盖衣被后稍减。当晚发烧，第二天发觉右侧肋缘下有一鸡蛋大包块，遂来就诊。查体温 38℃，血压 110/80mmHg，巩膜无明显黄染，右上腹可扪及一梨形囊状物，压痛明显。舌淡苔白滑，脉弦滑……西医诊断：急性胆囊炎，胆结石待排除。当时辨证为实热气郁，给大柴胡汤二剂，用药一天，体温仍 38℃，包块增至鸭蛋大，疼痛曾一度缓解，后又加剧。畏寒加重，吐出大量清稀涎沫，大便溏泻，腹部热敷后较舒服。舌淡苔白滑，脉弦滑细。证属寒饮内停，真寒假热。治以温化寒饮，行气止痛。方用苓桂术甘汤加附片、乌药。服药二剂，体温下降，腹中觉暖，胁痛减轻，痰涎减少，包块缩小。守原方又进四剂而痊愈[①]。

本案真寒假热，寒饮内停证较为明显。作者分析误诊的原因，认为"急性胆囊炎一症，根据以往的临床经验，多属实热症，故本例初诊时，未认真加以分析，即诊为实热"。然从逻辑思维的角度分析，"急性胆囊炎多为实热症"是一特称判断，以此为大前提来推导患者所患病证也只能是"该患者所患多为实热证"。这一判断实质上只是一个可能判断，但对照医生的推论结果"即诊为实热证"，即可看出，医生的论断是一实然判断，以可能判断的真推出实然判断为真，违反相关推理规则，犯了逻辑错误。

2.17 归谬方法

> 归谬法，是运用充分条件假言推理的否定式，来证明一个陈述为假的方法。其论述过程如下：
>
> [被反驳的主张]A
>
> [反驳]（1）设 A 真；（2）如果 A，则 B；（3）非 B；（4）所以，非 A。
>
> 谷振诣，刘壮虎《批判性思维教程》

归谬法是一种演绎论证的方法。论证是指由断定一个或一些命题的真实性，通过推理确定另一命题真实性或虚假性的思维过程。由论题、论据和论证方式组成。论证与逻辑推理既相联系又相区别。论证必须运用推理，论证方式相当于推理形式。但推理是由前提到结论，而论证则是先有论题，再用论据来说明论题。推理只断定前提与结论之间的逻辑联系，论证则要以真实性判断来断定论题的真实性。归谬法也是中医临床思维中常用的方法之一。特举典型案例如下。

肖某，男，19 岁，1982 年 7 月 22 日（入院）。主诉：倦怠乏力 1 周，恶寒发热 4 天，寒热往来 1 天。

患者于 7 月 15 日无明显诱因始感周身违和，倦怠乏力。18 日晚又现恶寒发热，头昏

---

① 孙建军. 临床辨证失误二例分析[J]. 河南中医，1983，（6）：41.

闷痛，自服银翘片，症状未减。次日至医务室诊治，测体温 38℃，检查：白细胞 2300/mm³，中性粒细胞 42%，嗜酸性粒细胞 1%，淋巴细胞 57%，诊断为"病毒性上呼吸道感染"，给服银柴合剂、四环素，治疗 2 天，未见好转。21 日上午又改服感冒冲剂，肌注柴胡针，下午恶寒加重，约半小时后热势增剧，周身痠楚，头昏痛难忍，入夜后汗出自觉发热下降，头痛身痠减轻。22 日午后寒热往来再次发作，体温升至 39.2℃，X 线胸部透视无异常发现，门诊以"发热待诊"收入住院。

现症：寒热往来，日作一次，先寒后热，热多寒少，寒时加衣覆被不暖，未见战栗鼓颌，寒已而热，热时肌肉痠痛、头昏头痛加重，至夜汗出热降，余症稍缓。伴见咽部疼痛，困倦乏力，口干口苦，饮水不多，胃脘痞闷，纳食减少，大便秘结，小便短黄。

望诊：面垢微赤，目珠不黄，咽红不肿，舌红苔黄而腻。闻诊：语言清晰，有轻微汗臭。切诊：肌肤灼热，颈项有散在结节，左胁下可触及痞块，脉浮数。

西医诊断：传染性单核细胞增多症。

诊断分析：本例需要鉴别的主要症状和体征，一是寒热往来。凡外感病邪之在半表半里，都可出现此种热型，也可见于太阳病的某些特殊类型。患者病初无头项强痛、身疼腰痛、鼻塞声重等寒邪伤表的太阳病候，出现寒热往来后，也无咽干目眩等少阳病象。每次寒热发作之前，未见毛孔粟起，呵欠乏力的预兆，恶寒程度不如寒战鼓颌严重，在寒热高峰后，仍有发热、口干苦、咽痛等其他症状，不呈典型的休作有时。故可除外少阳病、太阳病与疟疾。二是咽部溃疡。狐惑与少阴热化证均可见此体征，前者溃疡每同时累及前后二阴，后者伴有"不能语，声不出"，均与本例不符。三是颈项结节。最常见者为瘰疬。患者无瘰疬史，其结节互不堆叠，不累累如串珠，推之可动，不与皮肤粘连，与瘰疬迥异。四是胁下痞块。若据痞块固定不移，似可定其病名为癥积。但癥积之成，必匪朝伊夕，其所由来者渐。本例痞块形成甚速，与寒热往来等症同时存在，故与杂病之癥积不同。根据患者发病于天暑地湿的夏季，又有身倦乏力、脘痞纳呆、口干口苦、苔黄腻脉数等湿热表现，本案应辨为"湿热病"[①]。上述四点分析，均采用了归谬法。

2.18 病 证 样 例

> 样例说认为，认知系统中存储的是一组特定的例子和情景而不是原型，当需要判断一个客体属于哪一类时，只需要将该客体与各个类别的样例进行比较，就可以得出结果。
>
> 乐国安，韩振华《认知心理学》

诊断思维离不开逻辑分析，但有中医专家在疾病与证的诊断时，往往基于象思维的相

---

① 郭铭信，沈思健，王仁强，等. 寒热往来、咽部溃疡、颈项结节、胁下痞块[J]. 中医杂志，1983，（8）：27-31.

似性分类,在多年临床诊断的经验中,大脑中存储了很多有意义的疾病与证的样例或模型,同时又具有一种模糊的直觉联想能力,当遇到一个新病例时,专家便由相似性而联想到某一过去的病例,并与之比较,由此快速做出诊断。这种疾病与证的样例网络系统的建立,来自于医生医学知识的学习以及临床经验的积累,而且随着临床实践的深化不断进行修正与丰富。《伤寒论》方证系统即是如此。以桂枝汤为例,《伤寒论》即有桂枝汤、桂枝加葛根汤、桂枝二麻黄一汤、桂枝麻黄各半汤、桂枝二越婢一汤、桂枝加附子汤、桂枝加黄芪汤、桂枝加桂汤、桂枝去芍药汤、桂枝去芍药加附子汤、桂枝去芍药加麻辛附子汤、桂枝加厚朴杏子汤、桂枝加龙骨牡蛎汤、小建中汤等系列方证,只有对诸如此类方证有全面、准确地把握,临床诊治疾病方可得心应手。如《古今医案按》载许叔微验案一则如下。

一武官为寇执,置舟中艎板,数日得脱,乘机恣食,良久解衣扪虱,次日遂伤寒,自汗而膈不利。一医作伤食而下之,一医作解衣中邪而汗之,杂治数日,渐觉昏困,上喘息高。许诊之,曰:太阳下之,表未解,微喘者,桂枝加厚朴杏仁汤,此仲景法也。指令医者治此药,一啜喘定,再啜热缓微汗,至晚身凉而脉已和矣。医曰:某平生未尝用仲景方,不知其神捷如此。

许叔微对仲景学说素有研究,撰写了《伤寒百证歌》及《伤寒九十论》等著作。上例几经医手,看似复杂,但对伤寒家许叔微来说,仅仅是一个桂枝加厚朴杏仁汤证在大脑中的比较与印证。前医误诊误治,缘于对《伤寒论》缺乏了解,大脑中没有存储桂枝汤证与桂枝加厚朴杏仁汤证的样例。

2.19 拘 泥 现 象

看事物必须要看它的实质,而把它的现象只看作入门的向导,一进了门就要抓住它的实质,这才是可靠的科学的分析方法。

毛泽东《毛泽东选集》

现象和本质是客观事物本身所固有的、不可分离的两个方面,任何事物的本质都必然要通过这样或那样的现象表现出来。医生在认识疾病的过程中,往往可以通过对疾病现象的分析研究而捕捉到其本质。因此,在获得了某些方面的经验体会之后,当再次遇到同类现象时,就会不自觉地重复过去的经验体会,满足于已知的现象,不再进行深入的研究,从而形成一种拘泥于现象的思维倾向,那么就很容易出现误诊。

以结肠癌为例,据国内有关文献报道,误诊率高达76.15%。分析其误诊的原因,主要是因为医生满足于已知的症状和体征,未能作及时的深入的研究。临床上结肠癌以腹泻黏液样便、便血、排便不畅和里急后重等为主要表现,这些表现与慢性肠炎、细菌性痢疾、胃肠功能紊乱的症状有共同之处。当出现上述症状时,患者本人,特别是经治医生,都容易忽视结肠癌。据统计，60%的患者在就诊前其症状已持续 1 年之久，仅有 20%的患者在出现症状之后 3 个月内就医，而且多数病人在确诊之前已有多次求医的历史，但医生却往往仅根据表面现象而误诊为其他疾病，这就是拘泥于现象的结果。

唐某，男，35 岁。于 1988 年 8 月下旬因腹痛、里急后重、便下赤白脓血，每日 8～10 次，就诊于某院。大便常规：红细胞（+++），脓细胞（++），吞噬细胞 0～1／HP。遂诊为"急性菌痢"，予庆大霉素、吡哌酸等治疗近半月，症状无明显改善。转我院门诊诊治。先拟诊湿热痢，投以芍药汤、白头翁汤等化裁治疗月余。腹泻时轻时重，时作时止，仍间断便下脓血或鲜血，脐下胀痛，里急后重，便后不爽。又诊为阴虚痢，长期服用黄连阿胶汤、驻车丸等方治疗近半年，症情不减。而患者日渐消瘦，精神减退。又见尿频、尿痛。方于 1989 年 3 月 7 日行乙状结肠镜检查，发现距肛门 6cm 处呈半球形肿块，表面呈菜花样改变，并附有脓血性分泌物。后赴某医学院确定为直肠鳞状上皮细胞癌，前列腺已有转移，虽经放、化疗以及中药治疗，仍于 2 年后死亡[①]。

按 一般急性菌痢无论中、西药治疗，1 周即应痊愈或见效，极少超过半月而不愈者。本案在长达半年以上、经多位医生诊治，竟无一人对痢疾的诊断表示异议，亦无人作肛门指检。终因误诊失去了早期手术治疗时机而致不治，其教训可谓深刻。中医传统诊断基于望、闻、问、切的司外揣内方法，更多关注的是疾病外在表现。因此，在临床诊断过程中，更应注意思维方法的运用，同时借鉴现代技术检查手段，综合分析，透过现象以抓住疾病的本质。

2.20 取 象 比 类

> 夫圣人之治病，循法守度，援物比类，化之冥冥。
>
> 《素问·示从容论》

取象比类是古人在观察事物获得直接经验的基础上，以自然物象或人工意象为工具，基于"象"的相似性，进行类比说理或类比推理的一种思维方法。它导源于《易经》，是贯穿于中医学理论与临床的基本方法之一。"象"是客体整体信息及其在人大脑中的反映与创造，作为思维的工具，类似于科学方法论中的模型，包括自然模型与人工模型。"象"在取象比类中的含义，首先是指客观事物表露于外的形象、现象，可概称为自然物象。王冰《次注黄帝内经素问》说："象，谓所见于外可阅者也。"即凭借感官可以直接捕捉到它们。其次，指人工意象，包括符号意象与观念意象。符号意象，指隐含着某种意义的卦象、图象或物象等。同时，"象"也是关于客观世界之象的模型，卦象、爻象实际上就是中国古代特

---

① 盛京. 便脓血者未必就是痢疾——二例误诊之教训[J]. 四川中医，1995，（5）：19-20.

有的关于自然界和人类社会生活的图像模型,而且是一种功能动态模型,如《易传·系辞上》言:"天地变化,圣人效之。"《易传·系辞下》说:"爻也者,效天下之动者也。"这表明"象"偏重于事物的动态之象,而不是形体形质静态之象;所要研究的是事物的行为和功能,而不是事物的形体和形质。观念意象,是指隐含着象的特征的一些概念,如气、阴阳、五行等,作为关于自然的总体模型,构成了中国传统科学家共同体的信念背景,决定了其科学研究的基本方向、方法、机制和概念。

取象比类的方式,大致可以概括为观物取象、据象类比、据象类推和据象比附几个递进的层次。首先是观物取象。即通过对事物的观察,认识事物的形象,特别是功能动态之象,并建构相关的意象和功能模型。第二,据象类比。即在观物取象的基础上,发现不同现象或事物之间的相似性,进而采用比喻、象征的方法以说明问题的一种方法。它主要是在经验基础上对两类不同事物的共性或相似性加以比较和推衍,还不是在本质层面的细密推理分析。第三,据象类推。即在类比的基础上,由于知识的扩展,类所涵盖事物的增多和种类概念的发展,形成的推演思维活动。第四,据象比附。即在不同的类之间建立某种必然性的联系,表现为对类的一种表象的理解,而非本质的认识,并在此基础上对宇宙或自然结构本身进行牵强的解释。如《灵枢·邪客》所言"天有日月,人有两目"之类。

2.21 阴 阳 应 象

阴阳者,有名而无形。

《灵枢·阴阳系日月》

阴阳应象,简单地说是指阴阳虽为抽象概念,但在自然界和人体有象相应。阴阳是古代哲学家对自然界相互关联的某些事物和现象对待双方的抽象概括,对于阴阳的认识,当借助于其相应的"象"。"象"可谓是中国古代哲学及传统文化的重要概念,《易传·系辞下》说:"易者,象也。"象主要是指表现事物功能动态的形象。阴阳即是对物质世界动态功能属性的直观概括,《素问·阴阳应象大论》的作者认为,无论天地自然,还是人体表里上下、生理病理,都有万千形象与阴阳相应合,体现阴阳。如张志聪《素问集注》所说:"此篇言天地水火,四时五行,寒热气味,合人之脏腑身形,清浊气血,表里上下,成象成形者,莫不合于阴阳之道。至于诊脉察色,治疗针砭,亦皆配法于阴阳。"其所列数的相应之象,无不是万物功能和行为的表现。虽然提及一些物质名称,但其内涵主要不是表示它们的形体方面,而是表示其特定的功能和动作方式。如水为阴,是说水的寒凝润下之象与阴相应;火为阳,是说火的热胀升腾之象与阳相应。就是"天"和"地",在这里也主要不是指其物质形体,而是指"天气"轻扬浮升和运行刚健的属性,以及"地气"浊重沉降和厚藏深蕴的功能。事实上只有"象"才分阴阳,而纯粹的形质,即脱离一定动作表现和相互作用关系的形质，无所谓阴阳。阴阳是说明"象"的性态的概念，阴阳学说是关于动态之象的学说。

《黄帝内经》以"阴阳应象"作为篇名，正是要说明阴阳这一对范畴，作为"天地之道，万物之纲纪"，恰恰适应于动态之"象"，属于"象"这一层次，是关于"象"的理论。"阴阳应象"强调阴阳与"象"相联系，而不是与"体"与"质"相联系。这就决定了中医学对自然和人体、生理和病理，在"象"这个层次上，有十分精细的观察，而对事物的实体构成和物质成分则重视不够。中医学以"阴阳应象"为依据，来构建藏象经络学说，这也决定了中医学对人体构造的观察方法和研究人体的主要方式，是以表示事物行为功能的动态形象为本位，以形体器官和物质构成为辅从，对事物表现出来的行为功能有十分精细的观察，而对事物的实体构成和物质成分则重视不够。当涉及到"体"和"质"时，总是着眼于它们所表现出来的"象"，它们在一定系统中发挥的具体作用。从本质上说，几乎把一切事物都归结为与阴阳相应合的"象"，乃是中医学认识世界的最基本的特点。

2.22 模型之象

> 蛇蜕"入药有四义：一能辟恶，取其变化性灵也，故治邪僻、鬼魅、蛊疰诸疾；二能去风，取其属巽性窜也，故能治惊痫、癜驳、喉舌诸疾；三能杀虫，故治恶疮、痔漏、疥癣诸疾，用其毒也；四有蜕义，故治翳膜、胎产、皮肤诸疾，会意从类也。"
>
> 明·李时珍《本草纲目》卷四十三

象思维是近 10 余年来国内有关思维研究的热点之一，但对有关象、象思维的内涵尚缺乏统一的认识。其实象思维是与概念思维相比较而提出的，如果说概念思维以概念为思维的工具，那么象思维则以"象"为思维的工具。"象"分两类：一是自然物象，如太阳、水、树木等；二是人工意象，后者包括符号意象与观念意象。符号意象如太极图、卦爻符号等；观念意象如阴阳、五行等，总与一定的物象或功能之象相联系。上引《本草纲目》论蛇蜕的作用，其中一、四为自然物象，二言巽则为八卦之意象。

从科学方法论的角度而言，思维的工具之象，类似于模型，包括自然模型与人工模型。真实世界的复杂性决定了任何人都难以对其进行全面的表述，也决定了实在的显现必须借助模型作为基底才能实现，因此，模型化方法也是科学研究常用的重要方法之一。自然界的太阳，可看作人体阳气的天然模型。中医学中的气、阴阳、五行等作为关于自然的总体模型，构成了中国传统科学家共同体的信念背景，决定了其科学研究的基本方向、方法、机制和概念。如刘长林[①]提出气的涵义之一是在现象层面，为认识事物之间的功能信息关系

---

① 刘长林，张闰洙. 中国哲学"气"范畴的现代认识[J]. 太原师范学院学报（社会科学版），2005，4（1）：6-11.

而建立的符号–关系模型。其功用在于研究事物之间的对应变化关系，寻找其功能信息的相关性规律，并由此认定事物的性质，在此基础上，再逐渐形成事物整体的功能信息模型。按照阴阳模型，事物的任何属性都是这两种基本属性的组合，只要我们能够了解组成事物的属性的结构，我们就达到了对事物的理解。中医学正是基于这一模型，将人体描述为一个由基本属性组合而成的原型结构——阴阳和谐状态，疾病则是对原型状态的偏离。对疾病的认识不是去把握引致疾病的实体——病原体和因果作用的过程，而是把握疾病证候体现的基本属性的组合方式[①]。再如六淫是以自然界风、寒、暑、湿、燥、火六组气候特点为模型建构的病因概念；经脉理论的建构则以树木、水与天道循环为模型，分别形成了经脉标本、经脉气血循环理论等。

2.23 以 象 说 象

> 不论是在语言上还是在思想和行动中，日常生活中隐喻无所不在，我们思想和行为所依据的概念系统本身是以隐喻为基础。
>
> 乔治·莱考夫，马克·约翰逊《我们赖以生存的隐喻》

中国传统思维的认知对象是事物整体功能、信息和性态表现之象，这种象难以用分析还原的方法加以认知，对它们的说明和阐释，必须通过"以象说象"的途径，即通过适当的比喻、在不给出逻辑上的定义的情况下，以熟悉的"象"以说明陌生的"象"，本质上也是一种隐喻思维活动。这样就构成了一个象系统之间相互交错、嵌套和从属的象系统网络，通过这个网络我们就能广泛而深刻地认识并理解这个世界。

如朱丹溪通过对人体生命活动的观察及临床实践经验，领悟到人体"阴气难成易亏"，认为人的视、听、言、动等生命活动，都需要阴气的供给，但"阴气之成，止供得三十年视听言动，已先亏矣"（《格致余论·阳有余阴不足论》），再加上"人之情欲无涯"，使本来就易动的相火"翕然而起"，势必进一步耗伤阴精，由此提出"阳有余阴不足"之说。为了说明这一生命现象，朱丹溪《格致余论·阳有余阴不足论》以天地、日月类比阴阳推论说："天地为万物母。天，大也，为阳，而运于地之外；地，居天之中，为阴，天之大气举之。日，实也，亦属阳，而运于月之外；月，缺也，属阴，禀日之光以为明者也。人身之阴气，其消长视月之盈缺。"张介宾强调阳气的重要性，则从太阳的唯一性出发，即"天之大宝，只此一丸红日"，以说明"人之大宝，只此一息真阳""人是小乾坤，得阳则生，失阳则死"（《类经附翼·大宝论》）。

如果说以象说象是一种解释已知的活动，那么以象体道或体象则为一种发现新知的活

---

① 胡志强，肖显静. 科学理性方法[M]. 北京：科学出版社，2002.

动。中国古代的思想家大都善于从整体上以直觉、顿悟的形式获得智慧。如老子借助于水之象以悟道,《老子》第八章指出:"上善若水。水善利万物而不争,处众人之所恶,故几于道。"上海市中医医院王翘楚受花生叶"昼开夜合"与人"入夜则寐,入昼则寤"同步一致的启发,提出花生叶中可能存在某种促睡眠物质。从临床、药化、药理、毒理、生药、文献和制剂工艺等进行了系统研究,临床系统观察 604 例,治疗失眠的总有效率为 83.33%,该成果荣获 2001 年上海市科技进步三等奖[1]。此即以象体象而发现新知之典型案例。

2.24 象 数 思 维

> 参伍以变,错综其数。通其变,遂成天下之文;极其数,遂定天下之象。
>
> 《易传·系辞上》

象数思维是《周易》提出的一种思维方式,它融形象思维、抽象思维及中国传统直觉思维方式于一体,以卦象、爻象为思维出发点和先验模式,以取象、运数为思维方法,以"象数""义理"相互转换的两种信息系统为思维的形式和内涵,以外延界限模糊的"类"概念对指谓对象及其发展趋势作动态的、整体的把握和综合的、多值的判断。在象数思维中,数被赋予广泛的文化内涵,而成为一种形式化的推演工具,象与数互为表里,诸如阴阳奇偶数、五行生成数、八卦次序数、天地生成数、九宫数、河图数、洛书数、大衍之数等,实际上都是一种特殊的象。

象数思维根据思维所借助推演符号的不同,可分为两类:①取象法。即在思维过程中以"象"为工具,去认识、领悟、模拟客体的思维方法,后世也称为"象思维""意象思维"等。②运数法。即以数为媒介,认识、推断或预测事物及发展变化的方法。《周易》之数主要有天地之数、八卦之数、揲蓍之数、万物之数等。在《周易》中,象、数、理这三者是统一的,数有奇偶,故象有阴阳,而"一阴一阳之谓道"(《系辞上》),则正是从数的奇偶性中抽象出来的哲学思想。

中医学在运用象数思维方法时,比较常见的问题有两类:一是将象数之数等同于数学之数,见下文"奇妙的数"。二是隐蔽象数的误解、误用。象数在实际的应用中,有些比较明显,如阴阳奇偶数、五行生成数、九宫数等,很容易辨识;有些则比较隐匿,难以辨识,极易导致误判,可称为隐蔽之象数。中医学者常将《黄帝内经》所论血气运行度数,如 28脉长 16.2 丈、一昼夜呼吸次数 13500 息、一息气行 6 寸、一昼夜营卫运行 50 周次等,也视为实际测量之数,即是一种误解。在象数思维中,隐匿之数不仅是一种特殊的"象",而且具有模式的作用,如天六地五、十二月、九宫数等,在中医理论的建构中发挥着某种范

---

① 施明,许红,张晓峰,等. 落花生枝叶治疗失眠症临床观察和有关药理研究[J]. 江苏中医药,2003,24(7):48-50.

式或框架的效用，由此建构了五脏六腑、五运六气、十二经脉、九宫八风等学说。

2.25 奇 妙 的 数

一门科学只有成功地运用数学时，才算达到了完善的地步。

保尔·拉法格《回忆马克思恩格斯》

中国古代数学取得了举世瞩目的成就，并在历史的发展过程中形成了以算法为中心、以实用为目的、以归纳为主要方法、以问题集为主要模式的独特风格和体系。另一方面，受中国古代哲学和文化的影响，数又被赋予广泛的文化内涵，而成为一种形式化的推演工具，其典型代表莫过于"象数"。象数之数与数学之数不同，它没有单位，没有大小可比性，也没有精确计算之性，更是只有整数没有小数，因而其义随意而宽阔。它已不具有量的含义，而是一种特殊的"象"，"象"与"数"是可以相互转化的一体关系，"无数外之象"，也"无象外之数"（王夫之《周易外传·系辞上》）。

中医学由于受中国传统哲学及其思维方式的影响，较多地使用了象数思维方法，如《灵枢·根结》指出："阴道偶，阳道奇。"《素问·金匮真言论》指出：五行配五脏，其中肝木之数为八，心火之数为七，脾土之数为五，肺金之数为九，肾水之数为六。这里奇、偶数不管大小，只表示阴阳；自然数 1 与 6、2 与 7、3 与 8、4 与 9、5 分别表示五行水、火、金、木、土，并非计量的数值。中医学中对"数"的应用有数学之数和象数之数之不同。因此，在对中医相关问题分析时，应明确加以区分，绝对不能将数学之数作象数来看待，或者将象数之数作为数量来理解和应用。否则，不仅违背了历史，也会贻误后学，并给他人攻击中医授以话柄。如《思考中医》一书对白虎汤的解释，认为白虎汤用药四味，四为金数，为西方之数，与方名相合。再看诸药的用量，君药石膏用一斤，臣药知母用六两，天一生水，地六成之，一、六为坎水北方之数，以北方寒水清泻火热。西方而用北方之数，这不但是以子救母，也为金水相生。佐使药粳米用六合，亦为此意，且粳米之用为生津，故亦用水数。甘草用二两，二为南方火数，用之以防寒凉泻火伤伐中阳，使平和之中又具有顾护中阳之妙[①]。如此，治疗阳明腑证的小承气、调胃承气汤药用三味，三为木数，又当何讲？又查《伤寒论》113 方，药用 4 味的方剂达 24 首，如麻黄汤、理中汤、四逆散、白头翁汤、吴茱萸汤、茯苓桂枝白术甘草汤等，几乎涉及到所有六经病证，恐怕难以都用西方金来加以解释。再如刘杰等《中国八卦医学》《中国八卦本草》、贾向前等《易医妙用》等，将活生生的人体生理、病理变化与药效学研究，填充在古代八卦的占筮构架之中，以占筮代替对疾病的诊治，将对医药学的研究转换为对象数占筮的研究；更为可笑的是以药

---

① 刘力红. 思考中医[M]. 桂林：广西师范大学出版社，2003：267-268.

物名称笔画数、处方中药味数及剂量以附会八卦，推论方药的功能。如此势必造成中医学术的倒退。

2.26 大 衍 之 数

> 大衍之数五十，其用四十有九。分而为二以象两，挂一以象三，揲之以四以象四时，归奇于扐以象闰，五岁再闰，故再扐而后挂。天数五，地数五，五位相得而各有合。天数二十有五，地数三十，凡天地之数五十有五，此所以成变化而行鬼神也。
>
> 《易传·系辞上》

《易传·系辞上》上述关于卜筮的话把数字与天地、历法、八卦联系在一起，建立了一套数的宇宙观和思想体系，对后世中国的学术产生了巨大的影响。一般认为大衍之数的提出，当在西汉以前，有可能为战国中晚期。从《易传·系辞上》提出"大衍之数五十"后，宋以前大多予以肯定；宋代学者提出脱文说，认为大衍之数为五十五，现代学者则倾向于大衍之数即天地之数，同为五十五。从《易传·系辞上》在同一章里提到大衍之数与天地之数来看，天地之数可能为大衍之数的来源，以此说明大衍之数的宇宙论依据，而且为了说明大衍筮法符合天地之道，从而为其赋予了律历知识的根据。大衍之数对历法思想影响之大，陈美东[1]评价指出：无论刘歆还是刘洪，他们的数字神秘主义均未脱《易》中的大衍之数一类的窠臼。唐代一行亦深陷其中。这种基于历、律、《易》互通的思想，欲融会贯通之，并使历法披上神圣的色彩，可惜用有限的简单数码毕竟难以圆通十分精细的天文数据，遂沦为画蛇添足之举。

从人与天地相参的角度而言，大衍之数作为确定自然时序的内在根据，自然也就成了生命活动的规制之数。因此，《黄帝内经》中营卫之气昼夜循行五十周次以及诊脉之五十数，可能是以"大衍之数五十"为基础的术数模式推演的结果，先有五十之定数，然后为了满足这一定数，人为设计了人体28脉长度为16.2丈、一息气行长度为6寸、一昼夜呼吸13500息等数据。当然这些数据的设计又受到了术数思想的影响，不可避免存在着脱离实际的情况以及理论内在的矛盾。如人体实际的经脉数十二经脉24条，若加上奇经八脉则有36条之多，远远超出了28脉之数；人体经脉总长16.2丈，隐含着"人以九九制会"的思想，即经脉左右各一，那么人体一侧经脉的长度8.1丈，恰合九九之数；正常成年人每分钟呼吸大约16~20次，那么一昼夜的呼吸次数为23040~28800次，《灵枢·五十营》提出为13500次，也是为了满足其术数推演的需要。由此可见，中医学对营卫气血循环的认识是从大到小，即依据天道循环推出人体气血循环，并据大衍之数提出昼夜运行五十周次，再

① 陈美东. 中国古代天文学思想[M]. 北京：中国科学技术出版社，2007：556-559.

依据天人合一的术数模式，以推演确定相关数据，最终以满足五十周次的推算。与此相反，西医学对血液循环的认识则是从小到大，即先通过解剖方法认识相关构件，然后运用数学、逻辑方法推论出结论。

2.27 医者意也

医者，意也。临症要会意，制方要有法，法从理生，意随时变，用古而不为古泥，是真能用古者。

清·许宣治《怡堂散记·又病制方》

孟庆云①认为："医者意也"是古代医家对引发创新意识的概括。医生在临证时，当病人的病证无规范可循，或虽有规范其病情又不尽适合，在此情况下就要发挥医生的悟性，在体察精奥、覃思熟虑之后，突破思维定势，"由意达物"，打破常规，以理法的创新和方药的活用出奇制胜，获得疗效。同时很有见地地指出："以'医者意也'为主流的医学，是经验医学的特征之一。"医者意也，反映了中医思维的经验性与直觉性特点，而经验思维与直觉思维又密切相关，直觉乃是对经验的共鸣的理解，它处于整个经验思维的尾部和终点，其发展必然以经验的累积与发展作为前提；同时，直觉的结论须经过实践的检验和理性的分析，否则只会造成谬误。

中医思维具有强烈的实践特征和经验特征，强调个人的实践和经验，以便在个人的亲身实践中求知。由此又可联想到《庄子·天道篇》所讲"斫轮"的故事，大意是说轮人扁在其一生斫轮的实践中，积累了许多宝贵经验，体会到许多真实道理，比如斫轮既不能太慢，又不能太快，不徐不疾，恰到好处，如此，斫其轮来，方能"得心应手"，随其所至而成方圆。但是，这种知识却"臣不能以喻臣之子，臣之子亦不能受之于臣"。因为这是在个人的实践经验中体会出来的，仅仅属于他个人，只能得之于心而不能言之于口，只能应之于手而不能传之于人。这说明真正的知识和技巧只能在个人的实践经验中去体会，不能用一般的理论语言去表达。这中间虽"有数存焉"，即存在规律性，但只能凝结在个人具体经验中，不能形成抽象的一般理论。这一故事所说明的道理，似乎正好说明了中医学的某些特质，即实践经验思维及其在此基础上的直觉。中医学史上，以"心悟"和"心法"命名的医学著作层出不穷，也证明了这一点。由此也导致与其他学科相比，中医人才成材时间较长，临床医师大多需经过较长时间的临床实践经验积累才能成为名家。

当然，我们也应该清醒地认识到"医者，意也"的思维方式所不可避免的缺陷。吴鞠

---

① 孟庆云. 论"医者意也" [J]. 南京中医药大学学报，2003，4（4）：191-192.

通在《医医病书·医字论》中早已指出："古云：医者，意也。不通之至。医岂可以意而为之哉？凡有巧思者，艺也，非意也。"因为这种思维方式把临床过程和疗效寄望于医生的"意"，虽然直觉的本质是对事物一般原理的领悟，具有创新作用，但这种认识方法又具有或然性、笼统模糊性、臆测性，缺乏精确性。

2.28 瞒 天 过 海

> 兵者，诡道也，故能而示之不能，用而示之不用，近而示之远，远而示之近。
>
> 《孙子兵法·计篇》

瞒天过海，本义是指瞒着天子在不担惊受怕的情况下，平安地渡过大海。以后，人们把此作为三十六计中的第一计，指利用人们对待社会现象的习惯定势，对于熟视无睹的现象经常是信而不疑的心理，利用人的错觉，以假象骗人。一般军事上利用人们的这种心理，以假乱真，最后以假代真，以达到出其不意的效果。瞒天过海应用于中医临床，则属于一种欺骗性的心理疗法，对于一些知道病情后对治疗不利的患者，如癌症患者等，应用得当常可取得较好疗效。需要注意的是，根据现代医疗法规，患者有知情权。所以，在使用本计时须慎重，应与患者家属商量并征得其同意，以免引起不必要的医疗纠纷。

《古今医案按》载明代名医吴球一验案：一人在姻家，过饮醉甚，送宿花轩，夜半酒渴，欲水不得，遂口吸石槽中水碗许。天明视之，槽中俱是小红虫，心陡然而惊，郁郁不散，心中如有蛆物，胃脘便觉闭塞，日想月疑，渐成痿膈，遍医不愈。吴球往视之，知其病生于疑也。用结线红色者，分开剪断如蛆状，用巴豆二粒，同饭捣烂，入红线丸十数丸，令病人暗室内服之。又于宿盆内放水，须臾欲泻，令病人坐盆，泻出前物，荡漾如蛆。然后开窗令亲视之，其病从此解，调理半月而愈。

本案吴球以红丝线假红虫，并用巴豆泻下，让患者看到红虫已经排出腹中，消除疑虑，达到根除顽症的效果。

《冷庐医话》卷二载：明末高邮袁体庵，神医也。有举子举于乡，喜极发狂，笑不止，求体庵诊之。惊曰："疾不可为矣，不以旬数矣，宜急归，迟恐不及矣。道过镇江，必更求何氏诊之。"遂以一书寄何。其人至镇江而疾已愈，以书致何，何以书示之曰："某公喜极而狂，喜则心窍开张，不可复合，非药石所能治，故以危言惧之以死，令其忧愁抑郁，则心窍闭，至镇江当已愈矣。"其人乃此向再拜而去。

本案奇在寥寥数语就治好了患者的狂疾重症，关键在于了解病因是喜极而狂，心病还需心药医，故用语言暗示的办法，使其忧愁抑郁而不再狂喜，消除了致病的精神因素，病即痊愈。

2.29 分而治之

分而治之，这里是指将复杂问题分开进行治理。在中医临床上，当遇到多种病邪在体内胶结难解时，可采取先化解其中一邪而孤立另一邪的方法分而治之。如叶天士《温热论》曰："或透风于热外，或渗湿于热下，不与热相搏，势必孤也。"即风邪与温邪相合，采取风与热分而治之，以透风于热外；热邪与湿邪相恋，则渗湿于热下，不与热相搏而孤其势。李东垣《内外伤辨惑论·饮食自倍肠胃乃伤分而治之》论饮食所伤的治疗也指出："饮者，无形之气，伤之则宜发汗、利小便，使上下分消其湿，解酲汤、五苓散之类主之。食者，有形之物，伤之则宜损其谷，其次莫若消导，丁香烂饭丸、枳术丸之类主之；稍重则攻化，三棱消积丸、木香见睍丸之类主之；尤重者，则或吐或下，瓜蒂散、备急丸之类主之。以平为期。"而对于湿热充斥三焦者，又当采用分消走泄之法。

《孟河费绳甫先生医案》载：通州万选青患湿温，发热，有汗不解，口干苔黄，脘闷心烦，作恶呕吐，大便泄泻，小溲不利，身重头胀。余诊其脉细弦，此湿热充斥三焦，治宜分消。方用酒炒黄芩一钱，酒炒黄连二分，豆豉三钱，茯苓皮三钱，冬瓜子四钱，川通草一钱，大腹皮钱半，桑叶一钱，薄橘红一钱，鲜竹茹一钱。两剂而愈。

本案乃湿热充斥三焦，上下弥漫，治遵叶天士分消走泄之法，即开上、疏中、渗利三管齐下，使邪无容留之地，病乃得瘳。

又如《北京市老中医经验选编》载：羿某某，男，10岁。患儿晨起突然高烧40℃，两睑浮肿，面部皮肤作痒，头晕头痛，未吐泻。当时自服退烧药及紫雪散0.6g，烧未退，故来诊。舌苔白滑垢腻，质不红。脉象弦滑数。滞湿感风。治以化滞祛湿解表。方药：荆芥穗6g，藿香6g，苦桔梗6g，焦麦芽10g，南薄荷5g，防风5g，炒莱菔子10g，佩兰叶10g，前胡5g，炒枳壳5g，蝉衣5g。

二诊：上方服2剂后烧退，睑肿已消，精神好转，仍咳嗽，食欲欠佳欲饮，尿多，大便较溏，舌苔滑白，质不红，脉象弦缓，乃胃中尚有湿滞之象，拟化滞调气导滞法。处方：藿香6g，化橘红6g，扁豆衣10g，佩兰叶10g，六神曲6g，炒槟榔6g，川厚朴5g，广木香3g，法半夏8g。上方服2剂痊愈。

本例发热是湿滞内蕴，外感风邪。虽有高烧，但热象不显。治疗以祛风解表、化滞调气导湿为法。化其湿滞，祛其风邪，使热邪无所依附，则其热自解。相反，若因高烧就投以寒凉之品，则湿与寒凝，以致湿聚水停，泛滥为害，疗效自不能满意。

2.30 因势利导

善战者，因其势而利导之。

汉·司马迁《史记·孙子吴起列传》

因势利导，即顺应事物发展的自然趋势而加以疏通引导。作为中医治疗策略之一，主要是指根据疾病发展变化的趋势与病邪所在的不同部位，因其势而就近利导，祛邪外出，使正气不受或少受损伤，以最小的代价、最方便的途径获得最佳的疗效。《素问·阴阳应象大论》曰："故因其轻而扬之，因其重而减之，因其衰而彰之……其高者，因而越之；其下者，引而竭之；中满者，泻之于内；其有邪者，渍形以为汗；其在皮者，汗而发之。"分别阐明了疾病初、中、末三期及病位上、中、下不同的顺势治疗措施。

张仲景很擅长运用因势利导，就近宣郁夺邪之法。如伤寒初期，机体抗邪于表，表实用麻黄汤发汗解表，表虚用桂枝汤解肌调和营卫，使邪从汗解；邪深入里，化热化燥，肠内积滞，正气尚盛，用承气汤通里攻下，排毒泻热；痰浊留滞胸膈，脘痞气冲，愠愠欲吐，用瓜蒂散涌吐痰涎；太阳经邪传腑，膀胱蓄水，用五苓散化气行水；若下焦蓄血，用抵当汤（丸）攻决瘀血。诸病水者，腰以上肿，多兼风邪，邪水在表，宜发汗泄越水湿；腰以下肿，水湿重浊凝聚，宜渗利导水下行。张仲景治黄疸有汗、吐、下、利小便诸法，辨别机体抗病趋势非常细致，《金匮要略·黄疸病脉证并治》云："酒黄疸者，或无热，目睛不了了，腹满微吐，鼻燥。其脉浮者，先吐之；沉弦者，先下之。"脉浮，提示正气抗邪于上，涌吐祛邪，最为便利；脉沉弦，提示邪结胃肠，泻下排毒，是为捷径。叶天士创卫气营血辨证，提出在卫分发汗解表，在气分用清宣或下法，以及营分证透热转气，均寓因势利导之意。

《董建华临床经验》载：韩某，男，30岁。1978年2月1日就诊。因高热7天，伴咳嗽，左侧胸痛入院。体温：39.8℃，咽部充血，左侧扁桃体有化脓点，全身皮肤可见红色丘疹，两肺呼吸音粗糙。白细胞：$9.3×10^9$／L。胸透：左侧第2肋间可见大片状阴影。西医诊断为大叶性肺炎。曾用青霉素、链霉素、红霉素、庆大霉素以及中药加味麻杏石甘汤等治疗均无效果。中医辨证：发热1周，干咳少痰，胸闷胸痛，口干而苦，泛恶，汗出不畅，苔薄腻，脉数，乃冬温袭肺，肺卫失宣，表气郁闭。治以透表解郁，宣郁清热。轻可去实，庶能克功。停用西药。处方：牛蒡子10g，豆豉10g，荆芥5g，金银花10g，连翘10g，葛根10g，僵蚕10g，蝉蜕10g，大青叶10g，赤芍10g，甘草5g。3剂，体温降至37℃，诸症减轻。原意出入又进3剂，脉静身凉。胸透复查：炎症吸收，痊愈。

本案可谓"因其轻而扬之"，辛凉宣透，因势利导，就近祛邪的具体应用。

2.31 移 植 思 维

他山之石，可以攻玉。

《诗经·小雅》

移植思维是指人们把某一事物、学科或系统已发现的原理、方法、技术有意识地转用到其他有关事物、学科或系统，为创造发明或解决问题提供启示和借鉴的创造活动。移植的优势在于运用已有的知识和经验，借用已经成熟的理论和方法，可以绕过重复思考和研究，直接通过借鉴和取长补短，形成新的优势，创造出新的成果。

中医学领域的移植思维，大致可划分为三类：一是中国古代哲学、自然科学以及日常生活经验知识、方法的移植，如阴阳、五行、三才、提壶揭盖、釜底抽薪等；二是当代科学技术的移植，如黑箱方法、反馈控制方法、功能模拟方法、模型化方法、实验方法等；三是中医学领域内部的知识、方法的移植，唐宗海《血证论》论祛瘀生新，即移植月经生理、外科治法以论理说："女子胞中之血每月一换，除旧生新，旧血即是瘀血，此血不去，便阻化机。凡为医者，皆知破血通经矣，独于男女吐衄之证，便不知去瘀生新之法。抑思瘀血不行，则新血断无生理，观月信之去旧生新，可以知之。即疮科治溃，亦必先化腐而后生肌，腐肉不化，则新血亦断无生理；且如有脓管者，必烂开腐肉，取去脓管而后止。治失血者，不去瘀而求补血，何异治疮者不化腐而求生肌哉。然又非去瘀是一事，生新另是一事也。盖瘀血去则新血已生，新血生而瘀血自去，其间初无间隔。即如月信下行，是瘀去也，此时新血已萌动于血海之中，故受孕焉。非月信已下多时，然后另生新血也。知此，则知以去瘀为生新之法，并知以生新为去瘀之法。"现代学者提出消化性溃疡、溃疡性结肠炎、病毒性心肌炎等从痈论治，即根据疮疡早、中、晚期病理演变的"消、托、补"治疗法则，分阶段选用不同的治则治法、方药。治疗慢性前列腺炎借重治外疮内托之法，用生黄芪、白芥子、白芷、皂角刺、当归等。中医治法的移植运用，则更为普遍，特举温肾缩泉法的移植运用加以说明。

《医案中的辨证思维——百岁名医干祖望医案品析》载：杜某，女，5岁。1991年7月23日初诊。流清涕已14个月。去夏一度歇止，今夏则不能自敛。另无一切自觉症状。检查：鼻腔（－）。舌薄苔，脉平。辨证：清涕滂沱，查无阳性，宗多涕症处理。以无邪无感，独虑内虚，收之敛之。党参10g，益智仁10g，山药10g，乌药6g，百合10g，诃子肉10g。7剂，煎服。

二诊，1991年8月14日诊。涕量已减少到正常。

缩泉丸出于《魏氏家藏方》，常用来治下元虚寒，小便频数或白浊、遗尿。本案用来治多涕，乃因二者的本质均是肾阳不足，肾气失摄纳之权，病机相同，故选同一方法治疗。缩泉丸治疗过敏性鼻炎，乃变法而非常法。脾肾不足，宜先取补中益气汤、金匮肾气丸类，惟遇正治不效时，须另辟蹊径，礼失而求助于野。

3 理论思维篇

　　中医学的理论一方面来自于中国传统哲学，另一方面则来自于日常生活及临床经验的总结。当人们基于经验的归纳上升为理论后，理论又成为指导实践的一种方法。因此，中医思维方法也包括运用中医药理论知识指导临床诊疗、科研活动的方法等。由于中医理论众多，特别是篇幅所限，这里仅选取一些大家较少涉及的理论知识，而中医学界耳熟能详、普遍应用的命题则多未收录。

3.1 以 象 定 脏

> 视其外应，以知其内脏，则知所病矣。
>
> 《灵枢·本脏》

以象定脏，是指中医学研究人体的结构，建立脏腑的概念，虽然有解剖学基础，但不是用分析脏器实体结构的方法，而是在大量观察生命现象的基础之上，以象推知、界定脏，从总体上把握脏腑的内涵。这里，象即人体所有表现于外的生命现象。

中医藏象理论的形成，经历了从实体到功能模型的演变过程。基于当时的科学技术条件，以及中国古人"有诸内必形诸外"（《孟子·告子下》）"内外相袭"思想的影响，中医学认为人体内部的脏器与外部征象互相因袭，互相呼应，象与脏如"影之似形"，形影不离，人体内部脏腑的生理功能、病理变化必然通过一定的方式表现于外。因此，可以通过对人体外在的生理、病理现象乃至所通应的自然界物象的观察，以推知人体内脏的脏腑功能活动，构建相应的脏腑功能模型。如《素问·六节藏象论》对五脏的界定，以心为例，"心者，生之本也，神之处也，其华在面，其充在血脉，为阳中之太阳，通于夏气"。正是着眼于心与人体外在所表现的神、面、血脉以及自然界夏季的关系，来认识和界定心的。

在对人体外在生理病理现象的观察过程中，人们总是认为经常在一起同时出现的、约束力较强的一组生理或病理现象，其背后有着相同的机制，借助于简单的解剖学知识，推论认为某一脏腑的功能或病理变化；当对某一组约束力较强的病理现象采用某一方法治疗，而这一组病理现象同时消失时，则就从治疗的角度反证了前述推论的正确性，当然也有通过临床反证证伪而被淘汰的。这种对生理病理表现的观察和临床治疗反证来建构藏象理论的方法，从现代系统科学的角度来看，也可以说是通过分析人体信息输入与输出之间的对应关系，来推论内在脏腑的功能活动，是一种未曾自觉的黑箱方法。由此也导致中医脏腑概念是一个在与认识主体不可分割的关系中被定义的经验概念，而不是像西医脏器概念那样是作为与主体无关的"纯粹的实体"被定义的。如恽铁樵《群经见智录》所说："《内经》之五脏，非血肉之五脏，乃四时之五脏。不明此理，则触处荆棘。"

以象定脏的方法，不仅是认识人体结构的方法，也是临床诊断方法。《丹溪心法》云："欲知其内者，当以观乎外；诊于外者，斯以知其内"。如"肝开窍于目，其华在爪"，故欲了解肝的生理病理情况，可以考察眼睛和指甲的状态。若两眼干涩，指甲淡白、粗糙，甚则反甲，则是肝血不足的表现。可见，中医临床诊断主要是一个以象推脏或以象定脏的过程。

3.2 心窍在耳

南方赤色，入通于心，开窍于耳，藏精于心。

《素问·金匮真言论》

五脏与五官九窍的关系，根据五行学说一脏配一窍，认为肾开窍于耳。然临床实际并非完全如此，《素问·金匮真言论》也提出心开窍于耳，形成了耳为心、肾两脏所主的状态。如张介宾《类经》所说："耳者，心之窍……心在窍为舌，肾在窍为耳。可见舌本属心，耳则兼乎心肾也。"王肯堂《证治准绳》则提出："肾为耳窍之主，心为耳窍之客。"又称"心寄窍于耳"。从心与耳关系而言，一方面心属火，肾属水，心火肾水互济互调，精气方能上达清窍而使听觉聪敏；另一方面，心主神志，而听觉功能又与心神密切相关。故临床上心（阳）气不足，耳失温养；心血亏损，耳失濡润；心神失常，耳失主宰；心火上炎，耳受火煎；心血瘀阻，耳窍塞堵；心肾不交，耳为所累，均可导致耳鸣、耳聋、幻听等病症。《严氏济生方》曰："忧愁思虑得之于内，系于心，心气不平，上逆于耳，亦致聋聩、耳鸣、耳痛、耳痒、耳内生疮，或为聤耳，或为焮肿。"干祖望[1]也认为，心火亢盛者亦为耳鸣耳聋所多见，盖"心寄窍于耳"也。其因是快节奏的生活方式，日理万机使然。其特点是音量大或小，音调高亢，拒纳外来噪音，耳鸣常与噪音产生共鸣，方以导赤散加味治疗。心阳亏虚，不能上充于耳，也可致耳聋失聪。特举验案如下。

周某某，男，29岁，因突起耳聋近一月，经他医用益气聪明汤等治疗，耳聋如故，痛苦不堪，后延余诊治。刻诊：自诉耳聋，并觉心悸乏力，稍有畏寒感，舌淡红，苔薄白，脉细软无力。细询知病起于"感冒"，服药大汗淋漓之后，据其脉证及病史，以心阳虚为辨，用桂枝甘草汤加味。处方：桂枝12g，炙甘草8g，石菖蒲4g。首服2剂，自觉听力明显增强，心悸好转，寒感消失，药已对证，再服2剂，耳聋全除，诸症亦平[2]。

《伤寒论》第76条云："未持脉时，病人手叉自冒心，师因教试令咳，而不咳者，此必两耳聋无闻也。所以然者，以重发汗，虚故如此。"故投桂枝甘草汤温通心阳，少佐石菖蒲以开窍，果获良效。

① 陈国丰，徐轩，干千. 干祖望耳鼻喉科医案选粹[M]. 北京：人民卫生出版社，1999：58.
② 周福生. 桂枝甘草汤治疗耳聋一则[J]. 新中医，1989，（11）：43.

3.3 心 部 于 表

肝生于左，肺藏于右，心部于表，肾治于里，脾为之使。

《素问·刺禁论》

《素问·刺禁论》从五脏气机升降出入的角度概括各脏的功能特点，认为肝气从左而升，肺气从右而降，肾之气机主入治于里，心之气机主出泄于表。通过心的气机主"出"的特点，将心之气血阴阳布散于体表，从而使心与皮肤、毛发等之间密切相关，其中心藏神、主血脉是"心部于表"功能基础，心之气血阴阳为其物质基础。"心部于表"的理论可用于指导治疗皮肤病、脱发、冠心病、病毒性心肌炎、风湿性心脏病等疾病。特举典型案例两则如下。

王洪图等《黄帝医术临证切要》载：张某，女，51岁，1988年3月2日初诊。主诉自1月20日起全身皮肤刺痛，不能触摸，尤以腰及颈项部位为甚，自觉"腰带好像一根草绳"，内衣必须翻穿，以免衣里缝制的线棱摩擦皮肤。无论坐卧，均感触及皮肤处刺痛难忍，痛苦欲死。时有心慌、心烦。夜晚盗汗，睡眠不佳，食欲尚可，二便调。观其皮肤颜色无明显异常改变。舌质稍暗，苔薄白略腻，中间有剥落，脉象节律欠调，左弦细略数，右弦滑。证属心经郁热。拟用凉血清心之法。川黄连8g，丹皮12g，丹参12g，炒栀子10g，赤芍12g，蝉衣6g，白僵蚕10g，青蒿10g，桑白皮12g，地骨皮10g，枳壳10g，竹茹8g，生甘草6g。6剂，水煎服，每日1剂。

3月9日二诊：服上药后皮肤疼痛基本消失，触摸也不以为然。心烦、心慌、盗汗等症亦除。二便调，舌暗红，脉弦滑。患者心情愉快，转诉面部、下肢微有浮肿，要求治疗。仍用前方加减。黄连8g，丹皮12g，冬瓜皮10g，赤芍12g，丹参12g，炒栀子10g，蝉衣6g，僵蚕10g，桑白皮12g，防风4g，生石膏15g（同煎），麻黄绒3g。6剂，水煎，每日一剂分2次服。痊愈。

《刘渡舟临证验案精选》载：余某某，男，42岁。患脂溢性脱发，每晨起则见枕席上落发成绺，头顶部头皮灼然可见，已成光秃，而且头皮甚痒，头屑甚多，以指甲揩拭而有臭味。舌绛少苔，脉来而数。此证为心火上炎，灼血伤阴。心火独旺，血不荣发而焦脆不柔，是以脱发而头皮痒也。治疗用泻心护发之法，予三黄泻心汤。大黄6g，黄连6g，黄芩6g。水煎服。服药3剂，大便作泻，小便甚黄，然头皮之痒立止，而脱发从此而愈。

按 发为"血余"而主乎心，心属火而主血脉。心火上炎，血热不荣，反为焦灼之变，是以毛脆发落而为病。观其头皮甚痒，为火之炎也；脂溢味臭，是火之味也；舌绛脉数，乃火之征也。故予三黄泻心汤，苦寒直折心火，大能清心凉血，待心血平静自能上荣于发，则发根坚固，必不脱落。

3.4 心声为笑

> 在脏为心，在色为赤，在音为徵，在声为笑。
>
> 《素问·阴阳应象大论》

　　笑作为心之喜乐宣泄于外的表现，对人体气机有着重要的调节作用。因心"在志为喜"，故其声为笑。《灵枢·本神》云："心藏脉，脉舍神。心气虚则悲，实在笑不休。"在疾病情况下，若邪气扰心，或痰火蒙蔽，使心阳暴张，则病人多见亢奋不已，大笑不止，甚至导致狂证，诊治往往考虑从心着手。特举验案一则。

　　陆某，男，年过花甲。每于入睡后半小时许即梦话连篇，声音洪亮，或嬉，或怒骂，或手舞足蹈，拳打脚踢，或咬人，5 年来几乎夜夜如此，若被老伴推醒，些须不能追忆。追询过去史，患者年逾花甲，素体康健，无任何精神病史，且睡寐良好，着枕即入梦乡，每次发作约半小时，叫醒即止。曾经头颅 CT、脑电图、脑血流图等检查，均无异常发现，服中西药亦无寸效。患者自感无奈，只得每夜临睡前用绳子捆住双手，以避免扰动，但梦中嬉笑怒骂依然。来诊后，查苔脉均无特殊，亦无任何自觉症状，几乎无"证"可辨，遂试以甘麦大枣汤、柏子养心丸、朱砂安神丸、通窍活血汤、天王补心丹等加减治疗 3 个月，其间 1 周虽曾稍有改善，后复如故。此症恐属"睡行""梦游"症一类，然一般多在 10 岁前发作，似本案年过花甲者少；成人睡行症常与生活中的应激事件有关，而本案则无任何情志所伤之诱发因素；此病也可由药物诱发，本案未见任何服药史；查其家族中亦无此先例，脑电图检查除外精神运动性癫痫发作。至此，似已黔驴技穷。忽然忆及《内经》"神有余则笑不休"之说，此心气实而神有余，当着重清心泻火以安定神志。改用牛黄清心丸，每日 1 丸，市售中成药枣仁安神丸，临睡前开水送服 2 粒。药后 2 周，证情大减，仅小发1 次，喜不自胜。续服 2 周后，梦中嬉笑基本止息。逐步减药过程中曾稍有反复，但继续服用则证情控制[①]。

　　此案在几乎无证可辨的情况下，从《黄帝内经》心在志为喜，在声为笑，"神有余则笑不休"的理论出发，清心泻火以安定神志而获效，也说明了中医经典对启迪临床思路的重要价值。

---

① 王庆其. 内经临证发微（三）[J]. 上海中医药杂志, 1998,（11）: 38-40.

3.5 心 液 为 汗

五脏化液：心为汗，肺为涕，肝为泪，脾为涎，肾为唾。

《素问·宣明五气》

中医学认为，汗出是阳气蒸化津液从汗孔排出，其中涉及阳气、阴津、汗孔开阖三个要素。而之所以言心在液为汗，主要是因为汗出与心之间密切相关。日常生活中，剧烈运动或情绪较大波动，都可引起人体心跳、脉搏加快，面红，汗出等现象同时出现，而在某些疾病情况下，汗出也与心脉异常密切相关，临床上对于一些疾病的汗出异常，也可以从心来思考。

《长江医话》载胡大中医案：丁某，2岁。入夏以来，汗出颇多，白天汗出，夜晚寐亦汗出。家长认为是虚汗，请熟识的中医开补药敛汗，服药多剂无效，反生痱子满身。来诊时，见小儿精神活泼，唇舌皆红，渴喜冷饮，小便短赤，大便尚调，夜寐不安，时发脾气，大哭大闹。胡氏认为汗乃心之液，夏气通于心，心经蕴火。宜清心火为主，兼泻肝火。黄连1.5g，穿心莲1.5g，栀子3g，竹叶3g，莲子心3g，生地10g，麦冬10g，白芍5g，胡黄连1.5g，木通3g，虎杖3g，粉甘草3g，水煎服。患儿服药3剂，汗减寐安。再服3剂而愈。

本案为心火亢盛之证，熟识的医生治反用补，无疑抱薪救火，焉能有效？反生痱子，乃心火外发之征，于此亦可体会"心部于表"之机理。

孟伟等[1]报道诊治一男性患者，57岁，多汗5年余，加重1年。患者于5年前开始无明显诱因出现多汗，偶有心慌，无胸闷憋气，无心前区及后背部疼痛，就诊当地多家医院，查血糖、甲状腺功能、心电图均正常，未能明确诊断。近1年来，患者汗出症状加重，遂到北京就诊，于阜外、安贞医院行全面系统检查未发现异常，西医考虑为自主神经功能紊乱，建议看中医，遂来我院就诊。入院时症见，阵发汗出，汗出较多，动则加重，白天汗出，夜间无汗出，偶有心慌，伴气短、乏力，无胸闷、胸痛，无畏寒怕冷，无五心烦热，纳眠可，二便调。住院检查排除了糖尿病、低血糖反应、甲亢、嗜铬细胞瘤等导致多汗的常见几种疾病。后作冠状动脉造影检查，结果显示：严重的三支弥漫性病变。治疗：支架手术加保元汤加减补益心气、敛汗，随访3个月，患者汗出正常，未再出现多汗症状。

本例患者以多汗为主要症状，而无明显的胸闷、胸痛等冠心病患者常见症状，临床上确实很难考虑是严重冠心病。患者在多家大医院诊治都未能明确诊断。中医认为心在液为汗，而临床上经常可以见到有心脏疾病的患者同时伴有容易出汗、汗出较多的表现，如心绞痛、心衰发作时。基于以上考虑，认为本例患者多汗可能是严重心脏疾病的表现。所以，

---

① 孟伟，常佩芬，王显，等. 关于"汗为心之液"的思考[A]. //第二届长城国际中西医结合心脏病论坛论文集[C]. 2011：153-155.

入院后作了冠状动脉造影检查，结果证实为严重的三支弥漫病变，证实了此推断是正确的，从临床实践上验证了"心在液为汗"理论的正确性。

3.6 肝左肺右

> 肝生于左，肺藏于右，心部于表，肾治于里，脾为之使。
>
> 《素问·刺禁论》

"肝生于左，肺藏于右"，本是通过取象比类的方法，把肝与左、东方、春、木，肺与右、西方、秋、金等有机联系起来，肝为阴中之阳，其气升发，疏泄条达；肺为阳中之阴，其气肃降，通调治节。肝升肺降，相反相成，共同调节着人体气机的升降，是保证人体气机升降的重要环节。如叶天士《临证指南医案·肝风》云："人身气机，合乎天地自然，肺气从右而降，肝气由左而升。"升降相宜，气机舒展，则气血和平。

人体脏腑气机升降正常，有赖于肝升肺降之相互制约与协调，若肝升肺降失常，当着眼于肝肺气机升降之平衡加以调理。如肝气上逆，升发太过，肝阳化火，耗伤肺阴，则肺失肃降，出现咳嗽、咯血、喘息上气、胸痛或右胁痛等肝火犯肺证，治疗上当清肝泻火为要，以制肝气升发太过，佐清肃肺气之品，以复肺之肃降，共奏升降平和。据症可选用柴胡、黄芩、栀子、青黛等清肝药物，并合川贝、杏仁、桑白皮、马兜铃等清金降肺之品，方选黛蛤散、泻白散等。若肺金太过，失其清肃，燥热内盛，克制肝木，累及肝阴，致肝阳亢逆，而出现头痛、烦躁易怒、胁肋胀痛等肺病及肝之候，治疗又应以敛肺柔肝为要，当重用五味子、白芍之品。特举刘渡舟验案一则。

刘某某，女，24 岁，素来情怀抑郁不舒，患右胁胀痛，胸满有两年之久，迭经医治，屡用逍遥、越鞠疏肝解郁之药而不效。近几日胁痛频发，势如针刺而不移动，以手击其痛处能使疼痛减缓。兼见呕吐痰涎，而又欲热饮，饮后暂时心胸为之宽许。舌质暗，苔薄白，脉来细弦。刘老诊为"肝着"之证，投旋覆花汤加味。旋覆花 10g（包煎），茜草 12g，青葱管 10g，合欢皮 12g，柏子仁 10g，丝瓜络 20g，当归 10g，紫降香 10g，红花 10g。服药 3 剂，疼痛不发。

纵观本案之脉证和治疗经过，虽为"肝着"之病，但却非肝气郁结所致，实为肺气不得从右而降所为，故用逍遥、越鞠疏肝解郁而不效。刘老从肝肺气机左升右降的理论出发，用由旋覆花汤加降气之绛香，活血化瘀通络之当归、丝瓜络，疏肝养血安神之合欢皮、柏子仁，诸药合用，使肝升肺降，气机调和，血络通畅，则诸症可解。另外，牟重临[1]总结左升右降的临床应用，有左胸胁疾病、冠心病从肝论治，右胸胁病症、慢性肝胆病从肺论治，

---

① 牟重临. 诊余思悟一得集[M]. 北京：人民卫生出版社，2018：84-86.

养肝平肝法治慢性咳嗽，益肺气祛痰积法治肝癌等。

3.7 肝主谋虑

肝者，将军之官，谋虑出焉。

《素问·灵兰秘典论》

肝主谋虑，是指肝在人体具有运用计谋、筹划策略的功能，此是肝参与人体精神活动的一种表现，也是中医学神统属于心而又分属五脏观点的具体体现。恽铁樵《群经见智录》云："肝主怒，拟其似者，故曰将军。怒则不复有谋虑，是肝之病也。从病之失职，以测不病时之本能，故谋虑归诸肝。"故在病理情况下，肝失谋虑，往往表现为有勇无谋，易激动，烦躁易怒，甚至发狂等症状；或表现为谋略不足，智力障碍，言行迟钝等。

张子和《儒门事亲》卷六载：一叟，年六十，值徭役烦扰，而暴发狂，口鼻觉如虫行，两手爬搔，数年不已。戴人诊其两手脉，皆洪大如絙绳。断之曰：口为飞门，胃为贲门。曰口者，胃之上源也；鼻者，足阳明经起于鼻，交頞之中，旁纳太阳，下循鼻柱，交人中，环唇，下交承浆，故其病如是。夫徭役烦扰，便属火化，火乘阳明经，故发狂。故经言：阳明之病，登高而歌，弃衣而走，骂詈不避亲疏。又况肝主谋，胆主决，徭役迫遽，则财不能支，则肝屡谋而胆屡不能决，屈无所伸，怒无所泄，心火磅礴，遂乘阳明金。然胃本属土，而肝属木，胆属相火，火随木气而入胃，故暴发狂。乃命置燠室中，涌而汗出，如此三次。《内经》曰：木郁则达之，火郁则发之。良谓此也。又以调胃承气汤半斤，用水五升，煎半沸，分作三服，大下二十行，血水与瘀血相杂而下数升，取之乃康。以通圣散调其后矣。

本案乃徭役烦扰，使木郁而不得达，木郁不达则化火，不但令肝主谋虑、胆主决断失职，而且火焰燔胃扰心，致阳明、心火并炽，上扰神明，故令暴狂。其治遵《内经》木郁达之、火郁发之的原则，然巧用涌汗之法，通过汗透于腠理，而令木气畅达；后用调胃承气汤以泻阳明实热，釜底抽薪，使邪热从上下两途泄越而出，热去则神明得清。

3.8 肝志为魂

肝之清阳，即魂气也，故又主藏魂。血不养肝，火扰其魂，则梦遗不寐。

清·唐宗海《血证论·总论》

　　魂是指随心神活动而产生的意识活动，睡眠时亦可表现为梦境及梦幻现象。《灵枢·本神》说："随神往来者谓之魂。""肝藏血，血舍魂。"《类经·藏象类》谓："魂之为言，如梦寐恍惚，变幻游行之境皆是也。神藏于心，故心静则神清；魂随乎神，故神昏则魂荡。此则神魂之义，可想象而悟矣。"魂和神的物质基础都与血有关，故肝的藏血功能正常，肝血充足，魂有所舍，则夜寐安和。若肝的藏血不足或肝不藏血，或火热扰及心肝，则魂不守舍，可致多梦易惊、卧寐不安、梦语及梦游等。

　　龙某某，男，14岁，学生。家长代诉，患儿每于睡梦中惊起，启门而出，跌仆于田野荒丘，仍然沉睡。甚则出走至五里之外，以至跌仆受伤。如此迁延半载，每夜必有人伴睡。遍求医治，屡药鲜效。见患儿神态如常，询之曰：自觉心烦耳鸣，夜卧而出并不知觉，唯多梦多惊而已。舌红苔黄，脉弦数。详思此症，为火热内扰神魂之候。今火扰于心而心烦；火升木亢而耳鸣；火热扰于心肝，则神失守而魂飘荡，于是梦寐恍惚，变幻游行。治当清心泻火安神，镇肝定魂，予朱砂安神丸合磁朱丸。

　　处方：生地 60g，黄连 18g，当归 30g，甘草 15g，煅磁石 30g，建曲 18g。碾末和蜜为丸，外以朱砂 9g 水飞为丸衣，丸如黄豆大。早晚各吞服 1 次，每服 30 丸。服完 2 料丸剂，其病竟瘳[①]。

　　本案乃火热之邪扰及心肝，导致神魂不安，而见梦寐恍惚，变幻游行之类病症。许叔微《普济本事方》卷一云："平人肝不受邪，故卧则魂归于肝，神静而得寐。今肝有邪，魂不得归，是以卧则魂扬若离体也。"其所载董生患神气不宁，每卧则魂飞扬，觉身在床而神魂离体，惊悸多魇，通夕无寐，方用珍珠母丸重镇安神定魂而愈。

3.9　肝声为呼

> 肝在志为怒，故发声为呼。
>
> 清·张志聪《黄帝内经素问集注》

　　《素问·阴阳应象大论》言肝"在声为呼"，呼喊是宣泄过激情绪，舒缓大怒的有效方法。然在怒时当呼不呼，忍而不发，久之则最易伤及于肝而为病；而在肝气郁结，甚或肝郁化火，或肝血亏虚，魂失潜藏，则每易导致异常呼叫的病理现象，治当疏肝泻火，或养血安魂。

　　王洪图《黄帝医术临证切要》载：高某，女，61岁，1990年9月5日初诊。多年来每遇阴雨天或受精神刺激恼怒，则发心烦嗳气，睡眠做梦高声呼喊。胸中憋闷，白天则困倦精神不振，二便调。脉弦数，舌暗红，苔薄白腻。证属肝胆气郁，湿邪困阻。治以疏泄肝

---

　　① 熊继柏. 朱砂安神丸合磁朱丸治愈夜游症 1 例[J]. 中医杂志，1981，（11）：62.

胆，兼化湿浊。柴胡 8g，炒栀子 10g，广郁金 10g，黄芩 12g，丹皮 12g，赤芍药 12g，草果 10g，川厚朴 8g，槟榔 10g，知母 10g，石菖蒲 15g，羌活、独活各 6g，生甘草 6g。5 剂，每日 1 剂，水煎分温 2 次服。忌食辛辣、油腻、生冷。

9 月 12 日再诊：上周六（8 日）下雨天，又有胸闷心烦，但症状较轻，睡眠未发呼喊。舌质略暗，苔薄白。再以前方加减进治。北柴胡 8g，枯黄芩 12g，清半夏 12g，云茯苓 15g，广陈皮 10g，炒枳壳 12g，淡竹茹 8g，粉葛根 12g，赤芍药 10g，羌活 8g，防风 5g，生甘草 6g。6 剂，水煎服，忌口如前。

9 月 19 日三诊：本周下雨两天，胸闷心烦及睡梦呼喊均未发生。近日牙疼、口苦，舌苔薄黄。以 12 日方加减四剂而愈。

本案睡梦中高呼，恼怒后加重，明为肝胆疏泄不利；但观其舌象，加之逢阴雨天加重，则湿邪作祟病机亦明。故用柴胡、芍药、郁金、栀子、黄芩疏泄肝胆的同时，加厚朴、槟榔、陈皮、半夏、草果等健脾除在里之湿，配羌活、独活、防风等发散祛在表之湿。方证相对，其病即愈。

另外，《素问·宣明五气》云："肝为语。"言人之话语与肝胆能否正常疏泄有关，若肝胆之气条达，则话语适当、语气和平。反之若其气机失调，无论过亢或抑郁，均可使人话语失宜，或喋喋不休，或默然寡语。故见有此类病症，也应考虑从肝胆论治。如王洪图[①]治疗一女性患者，37 岁，1987 年 4 月诊治。患者自 1985 年 4 月出现睡眠差，不爱言语，不愿见人，无故哭泣，呕吐、腹泻，思维迟钝，不想上班工作。某精神病医院诊为"躁郁症"（双向型），轻躁狂状态。就诊时值抑郁状态，见其沉默不语，哭泣不止，想自杀。脉弦，舌红苔薄黄。证属肝胆气郁，痰热内扰。治用疏泄肝胆气机、清热化痰之法。予柴芩温胆汤加味。醋柴胡 8g，黄芩 12g，广陈皮 6g，清半夏 10g，青皮 6g，云茯苓 15g，炒枳实 10g，杏仁 10g，浙贝母 10g，炙甘草 6g。水煎服，每周 6 剂，连服 6 周，同时逐渐减少西药用量。服中药后症状逐渐减轻。至同年九月，停用西药，情绪平稳，继用上方加桃仁 15g，隔日 1 剂服之，予 20 剂。11 月 12 日再诊，病情基本痊愈，上方配制丸药，少量服之，两月量，以巩固疗效。

3.10 脾 为 之 使

> 中枢旋转，水木因之左升，火金因之右降，故曰孤脏以灌四旁。
>
> 清·张琦《素问释义·玉机真脏论》

脾为之使，语出《素问·刺禁论》，是《黄帝内经》对脾的生理功能及其在脏腑中重要

---

① 王洪图，詹海洪. 黄帝医术临证切要[M]. 北京：华夏出版社，1993：131-134.

作用的高度概括。"使"即执行传输的使者。一方面，脾运化水谷精微和水液，化生精、气、血、津液，以营养五脏六腑，维持人体正常的生命活动；另一方面，脾为土脏，执中央以灌四旁，掌管着人体气机升降出入之枢纽，在肝升肺降、心肾相交等脏腑气机升降运动过程中起着重要的作用。如朱丹溪《格致余论·鼓胀论》说："脾具坤静之德，而有乾健之运，故能使心肺之阳降，肾肝之阴升，而成天地交之泰，是为无病之人。"何梦瑶《医碥》认为脾所具有的中和坤静之德，可调节气机升降之亢盛或不及，指出："藏属肾，泄属肝（升则泄矣），此肝肾之分也；肝主升，肺主降，此肺肝之分也。心主动（志壹则动气也），肾主静，此心肾之分也。而静藏不至于枯寂，动泄不至于耗散，升而不至于浮越，降而不至于沉陷，则属之脾，中和之德之所主也。然则升降动静，苟失其中，虽为肝、肺、心、肾之不职，亦即脾之不职。"因此，只有脾的转枢作用得以发挥，才能维持人体气机正常的升降出入活动。否则，脾的这一功能失调，气机升降紊乱，就会导致许多疾病。诚如黄元御《四圣心源》所说："中气衰则升降窒，肾水下寒而精病，心火上炎而神病，肝木左郁而血病，肺金右滞而气病。神病则惊怯而不宁，精病则遗泄而不秘，血病则凝瘀而不流，气病则痞塞而不宣。四维之病，悉因于中气。中气者，和济水火之机，升降金木之轴。"故临床治疗五脏病症，除注意调节本脏之外，还应注意调节中气，所谓"诸病不愈，必寻到脾胃之中，万无一失"（《慎斋遗书》）。叶天士《临证指南医案》治神伤精败，心肾不交，上下交损，当治其中，用参术膏以米饮汤调送。今人张树生[①]亦提出，脾为肺使，生金尤当补土；脾为心使，养心亦当健脾；脾为肝使，肝虚当先实脾；脾为肾使，治先天应重调后天；脾为元气之使，除热可从甘温治；脾为寿夭使，养生谨和五味。

3.11　脾声为歌

> 在脏为脾，在色为黄，在音为宫，在声为歌。
>
> 《素问·阴阳应象大论》

歌，即歌唱。歌唱可以缓解因思虑过度或所思不遂带来的压抑、郁闷的情绪，有醒胃悦脾、舒展气机的作用。从病理角度而言，严重的思虑伤脾，令脾气不伸，可致病人出现歌舞不止等病态表现；另一方面，歌唱无度，亦容易损伤中气或耗散脾阴，出现中气不足或脾阴亏虚的症状。

王洪图《黄帝医术临证切要》载：胜某，女，17 岁，1988 年 11 月 26 日初诊。1 年来心烦失眠，幻听幻触，听窗外有人骂自己，感到会阴部有人触摸而疼痛，闭门独处，不停歌唱，或高亢、或低沉。喜欢异性，有男青年来家时，则出门接待而表情活跃，客人离去

---

① 张树生.‌"脾为之使"小议[J]. 中医杂志，1985，36（6）：76-77.

则仍闭门独居。不能读书，已停学1年。某精神病院诊为：青春期分裂症。舌红苔黄，脉弦略数。初以清肝泻相火之法治之。醋柴胡8g，黄芩12g，赤芍药12g，云茯苓15g，生石决明20g（先下），生龙骨20g（先下），生牡蛎20g（先下），肥知母10g，黄柏10g，生甘草6g。六剂，水煎服，每日1剂。

1周后再诊：心烦及幻觉略减，脉舌同前，但病人自述"总想唱歌"。于前方加用清泻脾热之药：炒栀子15g，防风5g，生石膏20g，藿香10g。六剂，每日1剂，水煎服。

三诊：症状略减，已不想唱歌。

按 脾主思，久思气结或思而有得，皆欲歌唱以舒散其气；脾藏意，人逢得意之事，亦每欲歌之，此乃正常现象。此案患者"总想唱歌"，乃脾不能藏意的表现，意既不藏，因而又有见异性便表情活跃，谈笑风生，喜爱之"意"溢于言表的情况。初诊时仅考虑到清肝热、泻相火，忽略了从脾脏治疗这一方面，以致药后患者症状虽有减轻，但"总想唱歌"未能控制。再诊时加入"泻黄散"于汤剂中，以清泻脾脏之热，脾热既除，其"意"可藏，因而"想唱歌"的症状解除。

3.12 耳 聋 治 肺

假令耳聋者肾也，何谓治肺？肺主声。

金·刘完素《素问病机气宜保命集》

耳聋治肺，是针对肺金受邪，阻塞耳窍的病机，选用以疏风散邪、宣肺通窍为主要作用的药物进行组方，以治疗耳部疾病的方法。如果说从五行学说的角度而言，肾开窍于耳，耳病治肾为常，耳聋治肺则言其变。清·王士雄《温热经纬·余师愚疫病篇》解释其机理说："坎为耳，故耳为肾水之外候，然肺经之结穴在耳中，名曰龙葱，专主乎听，金受火烁则耳聋。凡温热暑疫等证耳聋者，职是故也。不可泥于伤寒少阳之文，而妄用柴胡以煽其焰。故古云耳聋治肺，旨哉言乎！"认为肾虽开窍于耳，然肺经之结穴（龙葱）在耳中，肺主气，一身之气贯于耳，若肺金受邪，则肺气不能上贯于耳，故因外邪侵袭而致耳聋，应从肺论治。本法适用于风邪袭肺，循经上犯，耳窍受蒙，难纳外来声音而致之耳病，如耳带疮、大疱性鼓膜炎、耳胀、脓耳、耳鸣、耳聋等病症，症见耳内胀闷堵塞、耳痛、自听增强、听力下降、耳内鸣响、鼓膜充血、耳部疱疹等。治宜疏风散邪，宣肺通窍。由于风邪有夹寒与夹热之不同，故治疗上有疏风清热与疏风散寒的区别。常用疏风清热药如蝉蜕、薄荷、桑叶、菊花、连翘、蔓荆子、柴胡等，常用方如银翘散、桑菊饮、蔓荆子散等；常用疏风散寒药如荆芥、防风、麻黄、桂枝、羌活、白芷等，常用方如荆防败毒散、三拗汤等。临床应用时须注意，疏风散邪的药物多属辛散之品，易耗气，故不宜久用，素体气虚者宜慎用。特举干祖望医案如下。

陈某，女，63 岁。1993 年 1 月 8 日初诊。1 年前右耳在子夜陡然鸣响，伴以头昏，从此鸣响难息。鸣声多样化，虫鸣、风哨等俱有。对外来噪声难以接受，听力亦江河日下，接近失听。

检查：右鼓膜下陷，舌薄苔，脉平。

辨证：聊啾鸣啸，一度春秋。似乎发轫之初，时婴感冒。事可索本求源，是否为《温热经纬》之耳聋治肺之证，可与一试，好在成固可喜，败亦无伤。三拗汤主之。

处方：麻黄 3g，杏仁 10g，天竺黄 6g，菖蒲 3g，防己 6g，葛根 6g，路路通 10g，甘草 3g，苍耳子 10g。7 剂煎服①。

按 宣肺法治疗耳鸣耳聋是干老的特色疗法，属于耳病治疗中的变法。本案患者有头昏和拒绝外来噪声的表现，故加祛湿化痰的药物，天竺黄清热化痰，防己、葛根、菖蒲、路路通升清祛浊通窍，苍耳子助三拗汤宣肺开窍。此外，耳聋还与肝火上扰、脾虚气血亏虚或痰湿困结有关，又当根据具体情况辨证施治。

3.13 鼻 塞 治 心

鼻塞者肺也，何谓治心？心主臭。

金·刘完素《素问病机气宜保命集》

依据五行学说，鼻为肺之窍，鼻病诊治多从肺考虑。但实际五脏与官窍的关系并非一脏对应一窍，鼻与心、肝胆、脾、肾均有一定的关系。《素问·五脏别论》说："五气入鼻，藏于心肺，心肺有病，则鼻为之不利也"。《素问·气厥论》则有"胆移热于脑，则辛頞鼻渊"之论。鼻塞治心，即从心的角度考虑鼻塞的治疗，根据具体情况，可采用泻心火、利血脉、通心阳等方法。举例如下。

孙某，男，59 岁。1992 年 5 月 24 日诊。鼻病四十春秋，初期穿刺（＋）。刻下仅上颌窦区有胀感而已。咽头长期干燥粗糙，干时求饮，不择温凉，清嗓频频。现在涕多黄浊，鼻塞交替而作，擤尽潴涕即缓解。检查：中隔右侧有小嵴突，两侧稍有脓涕积潴，舌少苔，质有红意，脉细弦。案解：离火偏旺，坎水暗亏。治宗《中藏经》之泻离益坎手法：生地10g，竹叶 10g，灯心草 3 扎，麦冬 10g，沙参 10g，辛夷 6g，芦根 30g，桑叶 6g，石斛 10g，天竺黄 6g，7 剂煎服②。

按 本例为鼻窦炎与慢性咽炎俱病。鼻为肺窍，鼻塞不通，首从宣肺通窍，此乃常规之法。但干老认为该患属瘀属血，心主血主脉，所谓鼻塞治心，清心火而通鼻窍；咽喉属肾，肾阴亏虚，则咽喉干燥。故治以清心泻火、滋肾养阴。另外，有报道干老采用鼻塞治

---

① 严道南，黄俭仪，陈小宁. 医案中的辨证思维——百岁名医干祖望医案品析[M]. 北京：人民军医出版社，2011：44-45.
② 陈小宁，严道南. 百岁名医干祖望耳鼻喉科临证精粹[M]. 北京：人民卫生出版社，2014：125.

心，方用活络效灵丹加减，活血祛瘀通窍，治愈肥大性鼻炎①。用炙甘草汤加减益心气、养心血、振心阳、复血脉，治愈慢性鼻炎辨证为心阳不振，心血不足，循环失畅的患者②。

不仅鼻塞可以治心，嗅觉失常也常与心密切相关。《难经集注》说："心主臭，故今鼻知香臭。"心主神明，嗅觉感受有赖于心神的功能。若心火偏旺，暗耗心阴，灼伤肺阴，心神或鼻窍失养，或炼液为痰，痰火蒙蔽心窍，可致嗅觉减退或幻嗅；心气血亏虚，心神失养，可致嗅觉过敏。如干祖望治疗一患者，小车祸中头部受伤，经过缝合，住院20天后，恢复健康。后因晚餐饮酒闻不到浓郁之酒香而发现嗅觉消失，到医院治疗，效果不佳。检查：鼻腔干净，鼻甲正常。无息肉、息变及缺损迹象，舌薄苔，脉平。辨证：《难经》"心主嗅"，失嗅一症，只有心经是问。又心藏神、肝藏魂、肺藏魄，车祸惊骇，魂飞魄散，心神焉能得宁，当然心不守舍矣。治应养心与开窍并进。处方：党参10g，麦冬10g，五味子10g，酸枣仁10g，柏子仁10g，菟丝子10g，菖蒲3g，珍珠母（先煎）30g，天竺黄6g。7剂煎服③。即着眼于心与嗅的关系，治以养心复嗅之法。

3.14　年　长　求　腑

> 夫年长则求之于腑，年少则求之于经，年壮则求之于脏。
>
> 《素问·示从容论》

中医诊治老年性疾病，多考虑肾虚、瘀血、痰饮等因素。《素问·示从容论》提出"年长则求之于腑"的诊治思路，黄元御解释说："年长者肠胃日弱，容纳少而传化迟，腑病为多，故求之于腑。"《灵枢·天年》云："六腑化谷，津液布扬，各如其常，故能长久。"其中将"六腑化谷，津液布扬"列为长寿和健康的标志。《素问·五脏别论》云："六腑者，传化物而不藏，故实而不能满也。所以然者，水谷入口，则胃实而肠虚；食下，则肠实而胃虚。"指出六腑传化饮食水谷，以通为用，以降为顺。由于老年人脏腑之气渐衰，六腑受盛与传化水谷功能减弱，加以耽于滋味、运动减少等原因，每多导致胃纳不佳，排泄不畅，出现食欲不振、大便秘结、小便不畅等六腑功能失常的现象。

从"年长则求之于腑"的思路出发，一方面就老年养生而言，老年人饮食应特别注意定时、定量调配品种，按时进食，使脾胃有劳有逸，有利于维护人体消化节律，更好地吸收营养。若饮食过多，会损伤脾胃，老年人进食一般以七、八分饱为宜。在饮食品种的选择上，除治病需要外，应以清淡为主，避免过多的肥甘厚腻之品；少吃刺激性强的食物，如辣椒、韭菜、葱、酒等。另一方面，从老年疾病的诊治而言，必先察其六腑转输情况，

① 廖月红，李云英. 干祖望教授治疗耳鼻喉疾病经验介绍[J]. 新中医，2005，37（7）：13-14.
② 廖月红，李云英. 干祖望教授治疗鼻病经验介绍[J]. 新中医，2003，35（8）：7.
③ 严道南，黄俭仪，陈小宁. 医案中的辨证思维——百岁名医干祖望医案品析[M]. 北京：人民军医出版社，2011：130-132.

若腑气不畅则身不安，脏病也不能缓解，甚或因腑不畅行，而变生他症。故老年日常需要维持六腑畅通，老年病须考虑六腑是否通畅而加以调理。另外，针对老年性痴呆而言，老年人肠胃虚薄，不易消纳，一方面因胃虚容纳少，气血生化不足，清窍失养，髓海失充；另一方面因肠虚传化无力，通降迟缓，致使水谷停滞，糟粕不能及时排出，留而成浊毒。清气不升，浊气不降，浊毒上扰清窍，即可导致记忆、认知能力的下降。因此，通腑泄浊亦是其治疗的重要环节。

现代学者每多认为这里的"腑"主要指胃肠而言，与脾密切相关。因而推广到老年病的防治当首重脾胃，如项平[①]从"年长则求之于腑"引申提出老年肾亏，惟借"后天"滋养；年长甚味，脾胃首当其冲；辨病别证，重在脾胃强弱；补虚泻实，当以护脾为先；摄生延年，立足安脾和胃。张觉人[②]则提出阳明胃气，以决寿夭；沉疴养胃，可望生气；先天已衰，求之后天；治病养生，无胃不任。此为一家之言，但有过度诠释之嫌。

3.15　汗　生　于　谷

> 人所以汗出者，皆生于谷，谷生于精，今邪气交争于骨肉而得汗者，是邪却而精胜也。
>
> 《素问·评热病论》

《温病条辨·汗论》曰："盖汗之为物，以阳气为运用，以阴精为材料。"中焦脾胃为营卫气血生化之源，脾胃健运，则阳气、阴精充足，自能卫外御邪，祛邪外出。因此，后世提出培补中土以托邪外出。如张介宾《景岳全书·伤寒典上·论汗》云："夫汗本乎血，由乎营也；营本乎气，由乎中也。未有中气虚而营能盛者，未有营气虚而汗能达者……专助中气，以托外邪……斯时也，元气渐充，方是正复邪退，将汗将解之佳兆。"桂枝汤服后片刻喝热稀粥的道理，正在于此。《金匮要略浅注·水气病脉证并治》言："姜枣草，和营卫，补中央。"故桂枝汤、补中益气汤、藿香正气散等，不仅用于治疗外感表证，还广泛用于治疗脾胃失调的内伤杂病。

谢映卢《得心集医案·汗不得法》载：辛卯冬月，有同道长子患伤寒病，畏寒头痛，发热无汗。屡服发散，汗不能出，热不能止，变痉而逝。其次子旋得此症，连进发表，皮肤干涩，发热愈炽。同道骇怖请视，告余曰：明是寒邪伤营，见症俱属外感，奈何汗之不应，又岂死症耶？余曰：辨症虽真，未能相体故耳。郎君关弦尺迟，面白露筋，乃中气虚而血不足。故寒邪外感，非滋其血液，何能作汗？汗既不出，热何由解？宜与当归建中汤。同道又欲减除饴糖，余曰：建中之用，妙义正在于此。且糖乃米谷所造，所谓汗生于谷也。如法啜之，果微汗热退而安。

① 项平. 略论"年长则求之于府"[J]. 山东中医杂志，1982，（5）：267-269.
② 张觉人. 老年病中医防治学术思想[M]. 北京：中医古籍出版社，2005：79-82.

《素问·评热病论》强调汗与人体精气、津液之间的关系，视汗出状况为观察病情进退、吉凶的重要指征。本案虽寒邪外感，前医"辨症虽真，未能相体故耳"，故致诊治失误。现患者症见面白露筋，关弦尺迟，乃中气虚而血不足，无源作汗，故连进发表而汗不得出，热亦不能随汗以解。谢映卢根据《黄帝内经》"汗生于谷"之论，选小建中汤加当归以补益气血，培补汗源为主。方中以饴糖补益中焦，因其为熟谷所化，更易补气益阴，再用桂枝汤柔润之剂发表，配当归以辛助发散、温补阴血，于是得微汗而安。此案也体现了中医治病，察体为先的思想。

3.16 气 水 一 家

气与水本属一家，治气即是治水，治水即是治气。

清·唐宗海《血证论·阴阳水火气血论》

气无形，主动，属阳；水有形，主静，属阴，津液属阴，水即津液。津液的生成、输布、排泄，全赖气的升降出入运动及气化、温煦、推动和固摄作用。气在体内不仅附着于血液，且依附于津液，在生理情况下，水化为气，气化为水，唐宗海以《易》之坎卦，一阳生于水中"之理，悟出水为生气之源，以赖鼻间吸入天阳，由肺引心火下降入肾，蒸腾肾水化为气。当其生成之后，则随太阳经脉外护肌表，内腐水谷，温煦脏腑百骸。气挟水阴达于皮毛而发汗，气化于下则水道通而为尿，是气行水亦行，气能化水。病理情况下，若肺气不能气化肃降，脾气不能运化转输，肾气不能温煦蒸化，三焦气机不畅，决渎功能失常，膀胱气化不行，上下出入枢机不利，则水因气阻，发为痰饮、少尿、水肿等证；而水的通调发生障碍，又会影响到气的功能，引起气的病变，如津液内停，输布障碍，水湿内聚，酿痰成饮，均可导致全身气机不畅。可见，水病、气病二者又互为因果。所以，对水病、气病的治疗，唐宗海提出"治气即是治水，治水即是治气"。即对于水肿、湿浊、痰饮等水病，往往配以治气，通过温肾健脾、益肺理气，加强运化、气化能力，以达治水之目的。如益气行水、行气化湿、通阳消饮等法，是治疗水湿内停的常用方法。同样，对某些因水导致的气病也可以从治水入手，运用化湿、利水等治水之法，使水湿去而气机调畅，以达治气之目的。如治疗"湿胜阳微"之证，利小便可去湿，湿去则阳气不致阻滞而自通。

另外，由于水赖气以固摄，所以，对自汗、遗尿等气虚不固之水病，亦当从治气着手。如张介宾谓："小水虽利于肾，而肾上连于肺，若肺气无权，则肾水终不能摄，治水者必须治气，治肾者必须治肺。"（《景岳全书·杂证谟》）故治小便不禁，张氏认为治肺当用人参、黄芪、当归、白术、肉桂、附子、干姜之属，相机佐以固涩之剂，方为治本之道。

《门成福妇科经验精选》载：洪某，女，29 岁，1995 年 8 月 7 日初诊。妊娠已 5 月余，脚踝至小腿部肿胀不适，皮色不变，随按随起，伴有头晕耳鸣，胸胁胀痛，纳差。舌淡，苔白，脉滑，测血压 120 / 85mmHg，前医用健脾利水药物效果不佳。辨证：肝郁气滞。治则：理气行滞，佐以健脾化湿安胎。方药：逍遥散加减。柴胡 15g，白芍 15g，茯苓皮 15g，白术 15g，薄荷叶 6g，香附 15g，苏梗 15g，天仙藤 15g，木瓜 15g，大腹皮 25g，川断 15g，桑寄生 25g，生姜皮为引。

二诊：8 月 12 日，服上药后效果明显，来诊时仅脚踝部稍肿，头晕耳鸣、胸闷胁胀等随之减轻，守上方加炒杜仲 15g，以加强固肾之力。

三诊：诸症悉除，检查胎儿发育正常。

本案即是从气与水本属一家的理念出发，乃治气即是治水的典型案例。

3.17 六 淫 模 型

"天地温和，则经水安静；天寒地冻，则经水凝泣；天暑地热，则经水沸溢；卒风暴起，则经水波涌而陇起。夫邪之入于脉也，寒则血凝泣，暑则气淖泽，虚邪因而入客，亦如经水之得风也，经之动脉，其至也亦时陇起。"

《素问·离合真邪论》

人类对于外界事物的认知与身体经验体验有着密不可分的关系，在古代缺乏对病因认识的现代科学手段的情况下，凭借直观经验人们会发现季节气候、地理条件等生活环境与发病密切相关，自然就从疾病与生活环境的直接联系上去认识病因，经过长期的观察总结，人们将自然环境因素归纳为风、寒、暑、湿、燥、火六类，并建立起六类病因与若干病症的联系，即形成了具有实体性质的六淫病因。六淫实体病因虽然对指导疾病的预防有一定的价值，但难以全面解释发病现象（如气候正常情况下的发病），不能深入说明病因的性质，不能满足控制疾病的需要。在此情况下，古人采用了模拟或者说隐喻的方法，以自然界风、寒、暑、湿、燥、火六类气候变化为模型或始源域，将人类通过对"六气"的身体体验获得的普遍常识，投射到人体疾病状态下六组病因的目标域之上，从而建立起六种病因模型[①]。如自然界的风有利于水分的蒸发、风越往高处风速越大、风动不居、风吹物动、变化多端；故当人体疾病状态下，出现腠理开泄汗出、头面症状、病位游移不定、变化迅速无常、症状动摇不定等现象时，与自然界风的特征相似，即认为乃风邪致病。再如自然界的气候寒冷，可使水体冰冻，物体收缩，土地冻裂等等，故当人体疾病状态下，出现寒冷现象，腠理、肌肉、筋脉、血脉等收缩挛急，血脉运行不畅，不通则痛等现象，与自然界寒的特征相似，即认为乃寒邪致病。又如自然界湿气过度，可使温度下降、重浊、黏滞、趋下，甚至发霉腐烂，让人有秽浊不净之感，故当人体疾病状态下，出现阻气伤阳的头昏、胸闷、

① 谷浩荣，贾春华. 基于原型范畴理论的中医"六淫"概念隐喻研究[J]. 世界科学技术——中医药现代化，2011，13（6）：1091-1094.

脘痞腹胀、或肢体沉重、头重如裹，排泄物黏滞不爽，舌苔黏腻不洁，下肢水肿、带下、泄泻、小便浑浊等下部症状时，与自然界湿的特征相似，即认为乃湿邪致病。

由上可见，古代医家经过长期观察环境因素对症状变量的影响，发现反映在人体可辨状态中，具有约束性的变化趋势主要有六种，并采用模拟方法建立了它们的模型，这就是风、寒、暑、湿、燥、火六淫。故六淫概念的确立，究其实质，虽然仍然包含着六种气候因素的意义，但从主要方面来看，它是标示能够使人体产生六类证候的病因符号，是依据人体证候特点对多种实体病因的六种综合归纳，是以机体整体反应性为基准的关于外界病因的综合性功能模型。从临床实践看，六淫致病除气候因素外，还包含了生物（如细菌、病毒等）、物理、化学等多种致病因素作用于机体所引起的病理反应。

3.18 风达巅顶

> 高巅之上，惟风可到。
>
> 明·李中梓《医宗必读》

中医治疗头面部疾病思路之一。头为诸阳之首，位高气清。风为天之气，易摧高位。风气伤人，易伤人体头面部位，表现为头痛、头晕以及眼、鼻等病症。另一方面，中医学将祛风药简称为风药，其味薄气清，轻扬走散，可上达巅顶，发散宣达，开泄郁遏之经气，发越高位之邪气。故对于风邪所致头面部一些病症，用风药既可疏散风邪，又可引药上行。如李中梓《医宗必读》言："头痛自有多因，而古方每用风药何也？高巅之上，惟风可到。味之薄者，阴中之阳，自地升天者也。在风寒湿者，固为正用，即虚与热者亦假引经。"但风为外邪之首，每挟带他邪侵犯巅顶，故疏风又多与散寒、清热、胜湿等法合用。大凡风可燥血，故常配辛润养血活血之品，取"治风先治血，血行风自灭"之义。

然头痛尚有外感内伤之别，寒热虚实之异，故治之亦不可专于风药，明·方隅《医林绳墨》论之颇为中的，指出："大抵高巅之上，惟风可到，故用味之薄者，为阴中之阳，取轻扬而亲上者也，如玄参、花粉、连翘、芩、栀之类，慎不可偏于风治，而专用风药。"

另外，也有医家以此解释阴虚风阳上越所致头痛。如《柳选四家医案·评选继志堂医案·头痛门》曰："高巅之上，惟风可到，到则百会肿疼且热。良以阴虚之体，阴中阳气每易随之上越耳。生地、归身、白芍、羚羊角、石决明、煨天麻、甘菊、黑栀、丹皮、刺蒺藜。"柳宝诒按："此阴虚而风阳上越者，故用药以滋息为主。"

刘某，女，42岁。患偏头痛18年，每于气候变化或劳累时诱发。月经前后加剧，每月数次，甚为痛苦。脑电图、脑血流图、X线摄片检查均正常。初诊：适值经期，头痛剧作，右侧颞部跳痛，痛连目眶，痛如针刺，遇冷更甚。精神疲乏，面色黯滞，经来不畅，色黯夹块，伴有腹痛。舌紫苔薄白，脉沉涩。此邪风久羁入络，血瘀阻于清窍，不通则痛。

治宜祛风活血。处方：生地 9g，赤芍 9g，川芎 18g，红花 9g，桃仁 9g，羌活 9g，当归 9g。

二诊：5 剂后经来见畅，色亦较鲜，旋即眶痛减轻，头痛小安，惟脉沉涩未起，舌紫未退。乃宿瘀久伏之证，故于上方加蜂房 9g、乌梢蛇 9g、石楠叶 9g、全蝎粉 1.5g（吞）、蜈蚣粉 1.5g（吞）。

再服 1 周，头痛止，脉沉涩亦起，舌紫见淡，乃改用川芎茶调散 4.5g，每晨服 1 次；益母八珍丸 9g，每晚服 1 次。调理 2 个月，病告痊愈。随访多年，痛未复发①。

本案头痛证属风邪入络，潜窍为瘀，以致血气不通。治以散风化瘀调经并进，先取桃红四物汤活血调经，重用川芎，旨在祛血中之风，配以羌活散风止痛，引药上行头目。

3.19 风生飧泄

<blockquote>
"春伤于风，夏生飧泄。"

《素问·阴阳应象大论》
</blockquote>

风有外风、内风之分，均可导致完谷不化的泄泻。喻昌《医门法律》卷一指出："风邪伤人，必入空窍，而空窍惟肠胃为最。风既居于肠胃，其导引之机，如顺风扬帆，不俟脾之运化，食入即出，以故飧已即泄也。不知者以为脾虚，完谷不化，如长夏洞泄寒中，及冬月飧泄之泄，反以补脾刚燥之药，助风性之劲，有泄无已，每至束手无策。倘知从春令治之，用桂枝领风从肌表而出，一二剂而可愈也。"《古今医统大全·泻泄门》载："沧州翁（吕复）治一人，病下利完谷。众以洞泄中寒，服理中、四逆辈，转剧。脉两尺寸俱弦长，右关浮于左关一倍，目外眦如草滋。知肝风传脾，因成飧泄，非脏寒也。以小续命汤，损麻黄加白术，服三五升，利止。续命非止利药，饮不终剂而利止者，以从本治故也。"此乃紧扣外风入中之病机，治以祛风为主，风去则泄止。张子和《儒门事亲·凡在表者皆可汗式》也云："设若飧泄不止，日夜无度，完谷下出，发汗可也……用桂枝麻黄汤，以姜枣煎，大剂，连进三服，汗出终日，至旦而愈。次以胃风汤和平脏腑，调养阴阳，食进病愈。"并认为"此以风为根，风非汗不出"。焦树德②亦常用胃风汤随证加减，疗效甚为满意。其组方为：党参、煨葛根各 10g，白术、肉豆蔻、防风各 9g，白芍 9～12g，茯苓 12g，土炒当归、荆芥、川芎各 6g，桂心（或桂枝 10g）、升麻各 5g，水煎服。此方以四物汤的 3/4，用以养血柔肝调营；以四君子汤的 3/4，用以健脾固卫；桂枝、荆芥祛风外出；防风引祛风药入肠胃治肠风；升麻、葛根以升阳；肉豆蔻固肠。诸药相合则具有祛风邪、调营卫、和肝脾、固肠胃之功，风泄自愈。

内风与肝有关，肝旺乘脾，导致脾土运化失司，水谷并走肠道而腹泻，一般多用痛泻

---

① 颜乾麟. 国医大师颜德馨[M]. 北京：中国医药科技出版社，2011：162.

② 焦树德. 焦树德临床经验辑要[M]. 第 3 版. 北京：中国医药科技出版社，2017：104-105.

要方加减治疗。雷丰《时病论》卷三云："盖风木之气，内通乎肝，肝木乘脾，脾气下陷，日久而成泄泻。"并记载一案例云："羊城雷某，患泻无度，肌肉忽脱，脉象两关并弦。丰曰：未泻之先，腹必鸣痛，痛必便泻，泻必完谷。曰：然也。不知病在何经？曰：此肝风传脾，脾受其制，不能变化，《内经》名为飧泄……乃用刘草窗痛泻要方，加吴萸、益智、煨葛、木香，荷叶为引。服一剂，未臻大效，再加参、芪、姜、附，方服一煎，遂得小效，继服忽全瘥矣。"

3.20 燥 邪 致 泻

> 阳明之胜，清发于中，左胠胁痛，溏泄。
>
> 《素问·至真要大论》

泄泻之因，以湿为最，燥邪相对较为少见，以致有"外感风、寒、暑、湿、热邪均可致泻，唯无燥邪致泻之说"[1]。然少见并非不见，切不可以为燥邪不会导致泄泻而造成临床误诊。吴鞠通《温病条辨·秋燥》云："燥淫传入中焦，脉短而涩，无表证，无下证，胸痛，腹胁胀痛，或呕或泄。"并依据运气理论，指出燥邪致泻的机理为"泄者，阳明之上，燥气治之，中见太阴也"。今人郑启仲[2]承继运气思想，结合对小儿秋季腹泻的研究，发现其发病初期有发热、咳嗽等肺系症状，吐泻并作，伤阴明显，因此提出"小儿秋季腹泻因燥起"的观点，创拟了升降散为主的清燥止泻汤治疗方药。

张某，男，1 岁 3 个月，郑州市人。初诊：2009 年 11 月 16 日，患儿发热、咳嗽、呕吐、腹泻 2 天，始经社区诊为感冒，给予小儿感冒颗粒，当晚即呕吐、腹泻，社区又给头孢克肟颗粒及止吐药，病情反重而来诊。症见：烦躁不安，发热，体温 38.1℃，时而呕吐，泻下蛋花样水便，10 小时内已泻 8 次，臭秽难闻。粪轮状病毒检测阳性。舌红，苔薄微黄，脉滑数，指纹紫滞。中医诊断：秋季腹泻。西医诊断：轮状病毒感染性肠炎。辨证：燥邪侵袭，升降失常。治法：升清降浊，清燥止泻。方用自拟清燥止泻汤 1 号加减。苏叶 3g，蝉蜕 3g，炒僵蚕 5g，姜黄 3g，生大黄 1g，黄连 2g，乌梅 3g，甘草 3g，生姜 3g。1 剂，水煎，频频与之。

二诊：2009 年 11 月 17 日，呕吐已止，发热退，腹泻次数减少，舌质红苔白。上方去苏叶、大黄，加陈皮 3g，2 剂。泻止纳增而愈。

本案乃燥邪伤肺，肺之宣发肃降功能失职，影响大肠传导无度而致泄泻。方用《伤寒温疫条辨》之升降散（蝉蜕、僵蚕、姜黄、大黄）合苏叶黄连汤加乌梅、甘草，方中苏叶配蝉蜕、僵蚕，宣肺化痰止咳以清上焦之热；苏叶配黄连，清热和胃止呕以安中焦；黄连

---

① 汪受传. 中医儿科学[M]. 北京：中国中医药出版社，2000：117.
② 郑宏，郑攀. 郑启仲儿科经验撷粹[M]. 北京：人民军医出版社，2013：92-99.

伍大黄配乌梅、甘草，清热止泻敛阴以固下焦。诸药配伍，共奏升清降浊，清燥止泻之效。

3.21 多汗便秘

大便秘涩，盖非一证，皆荣卫不调，阴阳之气相持也。

宋·赵佶敕编《圣济总录》卷九十七

便秘，中医辨证常分为热结、气郁、气虚、血虚、阴虚、阴结等证。从营卫不和，汗液外泄，导致津少液枯，肠道失润而便秘的角度，一般考虑甚少。此种便秘多伴有汗出，治用桂枝汤加味调和营卫，润肠通便，可获良效。今举古今案例如下。

《伤寒论》第 56 条云："伤寒不大便六、七日，头痛有热者，与承气汤。其小便清者，知不在里，仍在表也，当须发汗；若头痛者，必衄，宜桂枝汤。"李中梓《医宗必读》卷五载："儒者吴君明，伤寒六日，谵语狂笑，头痛有汗，大便不通，小便自利。众议承气汤下之。余诊其脉，浮而大，因思仲景云：伤寒不大便六、七日，头疼有热，小便清，知不在里仍在表也。方今仲冬，宜与桂枝汤。众皆咋舌掩口，谤之甚力，以谵狂为阳盛，桂枝入口必毙矣。余曰：汗多神昏，故发谵妄，虽不大便，腹无所苦，和其营卫，必自愈矣。遂违众用之，及夜而笑语皆止，明日大便自通。故夫病变多端，不可胶执。向使狐疑而用下药，其可活乎？"

《医林误案》载：冯某，男，24 岁。1970 年 2 月就诊。自述患习惯性便秘已两年，大便三日一行，别无所苦。先给调胃承气汤加火麻仁 30g，2 剂。药后大便虽通，但药停两日便又秘。考虑到此非燥热所结，不可再用攻下，改用润肠丸和五仁丸养血润燥。服药两周，效不显，药停便乃秘。无奈之际，请教某老中医，他详细询问了病情和诊治经过后说："长期便秘，无久用攻下之理。患者无气虚、气郁之证候，润肠通便又不效，确实别无他法，应该考虑是否尚有其他病证可辨"。我说："患者年轻体健，饮食如常，唯有自汗出一证，也不能认为肺卫气虚，难与便秘主症联系。"老中医随即取出《圣济总录》读道："大便秘涩，盖非一证，皆荣卫不调，阴阳之气相持也。"并云："患者自汗无虚，乃营卫不和之证，肺与大肠相表里，肺气宣降失调，汗出而津液不得自还大肠，便秘可知。古人虽无桂枝汤治便秘之例，但已言及营卫不和之理，可予桂枝汤加杏仁降肺气，润肠通便以试之。"随处一方：桂枝 12g，白芍 15g，杏仁 15g，甘草 6g，生姜 3g，大枣 3 枚。服药 2 剂，汗出稍减，便秘如常，但尚无温燥之感，继服 6 剂，自汗止，大便畅，病告痊愈[1]。

现代医学认为，交感神经兴奋时出汗；副交感神经受到抑制，胃肠道蠕动减弱，粪便

---

① 贺学泽. 医林误案[M]. 北京：中国中医药出版社，2010：114.

在大肠中停留时间较长则便秘，自汗和便秘实为植物神经功能紊乱所致。桂枝汤调和营卫，也可能通过调节植物神经功能而发挥作用。

3.22 汗 尿 一 源

> 天暑衣厚，则表开而外泄；天寒衣薄，则表合而内注，汗尿一也，外内不同耳。
>
> 清·黄元御《长沙药解》

《素问·灵兰秘典论》言："膀胱者，州都之官，津液藏焉，气化则能出矣。"唐宗海《血证论·脏腑病机论》解释说："经所谓气化则能出者，谓膀胱之气，载津液上行外达，出而为汗，则有云行雨施之象……皮毛与肺合，肺又为水源，故发汗须治肺，利水亦须治肺，水天一气之义也。"即太阳膀胱经与皮肤腠理有密切关系，膀胱藏津液，气化则能出有汗、尿两条出路：一是化为尿液排出体外；二是化为汗液泄于体表。故《冉雪峰本草讲义》论薤白的功效与运用说："《别录》谓疗诸疮中风寒水肿，薤白辛温，原外可发汗以除风寒，内可利小便以除水肿，其发汗力固不如麻、荆、羌、薄，利尿力固不如遂、戟、芫、葶，特是汗尿一源，疮家不可过汗，又岂可过尿。而在疮中挟风寒挟水肿，当汗当尿，则本品实为对证良药，恰如分际。"[1]汗尿一源的思想，也为临床治疗汗证、遗尿提供了新的思路。

欧阳某，男，38岁，干部。1980年5月20日门诊。缘于1977年因患感冒后开始自汗，以后汗出渐次增多，甚则身如洗浴，每日必换衣1~2次，多达十余次，夏秋较春冬为甚，白天较黑夜为重。恶风怕冷，欲盖衣被，神疲乏力，极易感冒。大便如常，小便随汗多而减少，舌质淡红、苔薄白，两脉弦而缓。如此三年之久，服中药达数百余剂，有从阳虚治疗，用益气温阳，固表敛汗，服药后反增烦热；有从阴虚治疗，用滋阴泻火，固阴止汗，则汗出增多。余乃拟下方：白术、泽泻、茯苓各15g，猪苓、黄柏、知母各10g，肉桂3g。水煎两次分服。服药5剂，尿量显著增多，汗出已止大半，再服5剂而愈，随访一年半未发[2]。

本案自汗患者小便随汗多而减少，责之于膀胱气化失司，州都不利，反逆而为自汗。用五苓散加减，药无一味敛汗之品，意在通利州都，引反逆之汗，从下而泄，故不治汗，而汗自止。作者其后报道用该法治疗原发性多汗症138例，有效率达92%[3]。这里即基于汗尿一源的思路治疗汗证，取得了良好效果。

① 冉雪峰. 冉雪峰本草讲义[M]. 北京：中国中医药出版社，2016：553.
② 刘济川. 通利州都治顽固性自汗[J]. 中医杂志，1982，（2）：11.
③ 刘正隆，喻康野，刘济川. 通利州都法治疗原发性多汗症138例[J]. 新中医，2008，40（9）：100.

3.23　瘀血生风

> 瘀血阻滞，脉道不通，血行不畅，筋脉失濡而手足颤动，屈伸不利，此即瘀血生风。
>
> 何绍奇《现代中医内科学》

瘀血生风，是指以血液运行不畅，或局部血液凝聚，或体内离经之血为主因，引发以动摇、眩晕、抽搐、震颤等为主症，并兼见瘀血症状的病理变化。其根本病机在于瘀血阻塞经络，筋脉失养，挛急刚劲，多见于老年患者以及多种慢性病的过程中。对于内风的产生，人们一般归之于热极生风、肝阳化风、阴虚生风与血虚生风，但在中医临床实践中，人们发现很多内风病证均同时出现瘀血证的症状特点，在治疗上亦常常使用活血化瘀药物，且每每取得较好的疗效。例如，现代临床常见的脑血管意外、脑动脉硬化症、癫痫病、震颤麻痹综合征等多属于中医内风证的范畴，中医称之为中风、眩晕、痫证、颤证等。临床实践证明，这类病症除了具有动摇、眩晕、震颤、抽搐等风气内动的症状外，常常兼见舌质紫暗或舌下脉络青紫、面色灰暗或青黑、皮肤粗糙、血液黏稠度增高等瘀血症状。代表方如桃红四物汤、血府逐瘀汤、通窍活血汤、补阳还五汤等。此外，瘀血停积日久，"瘀血不去，新血不生"，可因血虚化燥，出现肌肤甲错、毛发干枯等血燥生风之证。

冯某某，女，54 岁，2003 年 11 月 20 日初诊。患者于 1988 年有颅脑外伤史。自 1998 年起出现头部、四肢颤抖，且呈进行性加重，近 1 年来出现口齿不清、心烦、舌麻、大便不畅，舌紫苔薄，脉小弦。1 年前曾进行脾切除术。体检：肌力正常，未引出锥体束征，四肢共济差，指鼻试验（＋），头颅 MRI 检查示：小脑轻度萎缩。诊断为小脑萎缩，小脑变性。考虑瘀浊挟风交于清阳之巅，络脉不通而致震颤。药用：磁石（先煎）30g，鳖甲（先煎）15g，丹参 15g，赤芍 9g，生蒲黄 9g，苏木 9g，灵芝 15g，石菖蒲 9g，全蝎 1.5g，蜈蚣 2 条，桃仁 9g，川芎 9g，熟大黄 4.5g，葛根 9g，水蛭 3g。水煎服。2 周后，震颤小安，再守前法，上方改熟大黄为 6g，加百合 15g。2 个月后，患者症状已趋安定，震颤明显减轻，举步稳定[①]。

本案为外伤引起的颤证，病程较长，久病有瘀，瘀血生风。故取众多活血化瘀之药，并配以水蛭、全蝎、蜈蚣等虫蚁之类药，以搜剔经络之瘀血，顽疾得以好转。

---

① 张小燕，颜乾麟. 颜德馨治疗颤证经验[J]. 中医杂志，2006，47（7）：494.

3.24 虚 则 阻 滞

> 江河之水，浩浩荡荡，岂能阻塞？惟沟浍溪谷水浅泥淤，遂至壅遏。
>
> 清·韦协梦《医论三十篇》

古人基于对河水流动速度与水量大小之间关系的体悟，类推认为人体气血的运行与气血量的多少密切相关。韦协梦《医论三十篇》提出了"气不虚不阻"的命题，其论证说："譬如江河之水，浩浩荡荡，岂能阻塞？惟沟浍溪谷水浅泥淤，遂至壅遏。不思导源江河，资灌输以冀流通，惟日事疏凿，水日涸而淤如故。古方金匮肾气汤，乃胀满之圣药，方中桂、附补火，地、薯补水，水火交媾，得生气之源，而肉桂又化气，舟楫加苓、泻、车、膝为利水消胀之佐使，故发皆中节，应手取效。"对气虚的病机、治法及金匮肾气汤的组方原理，做了形象而微妙的阐述。《罗氏会约医镜》则辩证地提出气滞有实、虚之别："凡常人之于气滞者，惟知破之散之，而云补以行气，必不然也。不知实则气滞，虚则力不足运动其气，亦觉气滞，再用消散，重虚其虚矣。如心脾气虚而滞，宜五味异功散；如脾胃气虚而滞，宜六君子汤、归脾汤；如脾胃气虚寒而滞，宜温胃饮、理中汤；如脾肾气虚寒而滞，胀满腹痛，宜理阴煎；如元气下陷，滞而不升，宜补中益气汤；如元气大虚，气化不行而痛，宜十全大补汤。以上皆补以行气之法，此不过举一二耳。"总之，气滞有虚实之辨，要在脉证神色四诊合参以明之，不可动辄即用利气消滞之药，取效一时，而贻害无穷。

另一方面，血、津液等人体液态物质的运行，同样可因虚而阻滞，清·顾金寿《重订灵兰要览·胁痛》曰："气与血，犹水也。盛则流畅，少则壅滞，故气血不虚则不滞，既虚则鲜有不滞者，所以作痛。"体现了中医学对"虚""滞"两种病机过程互为因果的辩证关系的认识。如血虚往往伴随着血液流动不畅的血瘀病理变化，中医补血的代表方四物汤，由滋补的熟地、芍药，加上活血的川芎与补血活血的当归组成，其药物组成属性的动静数之比为 2.5∶1.5，正好反映了这一认知模式。

周次清根据"气衰血涩"的生理特点与"气不虚不阻，血不虚不涩"的病理现象，采用益气养血通络的方法，不但对老年心律失常获得显著疗效，而且对老年冠心病、高血压以及脑血管缺血所致的胸痛、眩晕，均有较好的效果。基本方药：黄芪 15～60g，黄精 12～30g，桑寄生 12～30g，当归 9～15g，丹参 10～30g，生山楂 12～30g，葛根 15～30g，天南星 6～12g，石菖蒲 9～15g，羌活 3～6g。凡年高体弱、病程较久者，应用本方要以益气为主，养血为辅，佐以通络，用药要从小量开始，在观察中逐步加大。身体条件较好，病程较短者，应以养血为主，通络为辅，佐以益气。凡 65 岁以上老年人发生房性期前收缩、室性期前收缩、心动过缓、室上性心动过速以及心房纤颤等，皆可应用本方[1]。

---

① 宋祖敬. 当代名医证治汇粹[M]. 石家庄：河北科学技术出版社，1990：126-127.

4 临床思维篇

中医临床思维方法，涉及临床诊断、辨证、治略、处方、用药、心理治疗等诸多方面的思维方法，也是上述哲学、一般思维方法以及理论知识在临床诊治中的具体应用。

4.1 溯 因 求 本

能知以物制气，一病只有一药之到病已，不烦君臣佐使品味加减之劳矣。

明·吴又可《温疫论》

明代医家吴又可提出传染病病因的杂气说，《温疫论·原序》指出："夫温疫之为病，非风、非寒、非暑、非湿，乃天地间别有一种异气所感。"而且"杂气为病，一气自成一病"（《温疫论·知一》），并设想杂气致病一定可以采用特效药针对病原来治疗。虽然此乃针对传染病而言，但对其他病因引起的疾病诊治，也有重要的启示。传统中医对病因的认识，多是基于外界因素作用于人体后的反应，采用模拟方法等形成的一种病因模型，如六淫病因；或是对间接病因的认识，如七情、痰饮等，因此有审证求因之说。往往对实体病因的追溯不够重视，有时反而会导致治疗的延误。

《医说》卷六载一溯因求本的典型案例：杨立之自黄府通判归楚州，喉间生痈，既肿溃而脓血流注，晓夕不止，寝食俱废，医者束手。适杨吉老来赴郡守，招立之两子走往邀之，至，熟视良久，曰："不须看脉，已得之矣。然此疾甚异，须先啖生姜片一斤，乃可投药，否则无法也。"语毕即出。子有难色，曰："喉中溃脓痛楚，岂食生姜？"立之曰："吉老医术通神，其言不妄，试取一二片嚼，我如不能进，则屏去，无害遂食之。"初时殊为甘香，稍复加益，至半斤许，痛处已宽；满一斤，始觉味辛辣，脓血顿尽，粥饵入口，了无滞碍。明日招吉老，谢而问之，对曰："君官南方，多食鹧鸪，此禽好啖半夏，久而毒发，故以姜制之。今病源已清，无服他药。"

此症按临床表现来看，当属喉痈。喉痈多为阳证，主要由于脏腑蕴热，复感风热邪毒，内外热毒搏结于咽喉所致。其基本治则是清热解毒，消肿利咽，一般不会想到用辛辣的生姜治疗，故致"医者束手"。杨吉老从患者临床表现、生活环境、饮食起居等方面分析其病因的特殊性，抓住鹧鸪常食半夏、患者多食鹧鸪、半夏中毒可致咽喉病症的因果关系，判断患者为半夏中毒，应用解半夏毒的特效药——生姜，正切中病机，直捣病源，使沉疴立起，收到事半功倍之效。

4.2 司 外 揣 内

若是则内外相袭，若鼓之应桴，响之应声，影之似形。故远者司外揣内，近者司内揣外。

《灵枢·外揣》

司外揣内，是通过观察事物外在的表象，以揣测其内在变化的一种认识方法，又称为"以表知里"。其中"外"即着眼于"现象"，通过望、闻、问、切四诊合参，充分启用了感知系统的潜能，最大限度地寻找并发现人体生命运动的生理病理现象与生命运动所处状态间的内在联系。"揣"，即揣测，推理。司外揣内方法，是将长期观察得到的现象与生命运动的规律性联系，形成概念并加以巩固、规范，然后进行归类判断和类比推理活动，此是一个以生命"现象"为认识的出发点，经过类推之"揣"，达到对生命本质的理解和把握的过程。中医学对人体生理病理的认识大多源于此法，藏象理论的形成便是一个典型例证。

司外揣内是中医临床诊断的重要方法，《灵枢·本脏》说："视其外应，以知其内脏，则知所病矣。"《素问·五脏生成》也说："夫脉之大小滑涩浮沉，可以指别；五脏之象，可以类推；五脏相音，可以意识；五色微诊，可以目察。能合脉色，可以万全。"中医临床诊断疾病的过程，就是通过望、闻、问、切四诊收集症状和体征等外在表现，经过对四诊资料的辨识，以探求疾病发生的病因、病位、性质，认清内在的病理本质的过程。《丹溪心法·能合色脉可以万全》总结说："欲知其内者，当以观乎外；诊于外者，斯以知其内。盖有诸内者形诸外。"

司内揣外的原理为"内外相袭"的整体观。中国古人很早就认识到自然界事物的外部表象与内在变化之间存在着有机关联，《管子·地数》云："上有丹砂者，下有黄金；上有磁石者，下有铜金；上有陵石者，下有铅、锡、赤铜；上有赭者，下有铁。此山之见荣者也。"《灵枢·刺节真邪》云："下有渐洳，上生苇蒲，此所以知形气之多少也。"《灵枢·外揣》从日常生活经验推论出"内外相袭，若鼓之应桴，响之应声，影之似形"的结论，进而提出了"司内揣外"的认识方法，成为中医理论建构与临床疾病诊治的重要方法。司外揣内方法与现代控制论的"黑箱"方法有着本质的类同，即在不打开黑箱的条件下，利用外部观测、试验，通过考察黑箱系统的信息输入和输出的动态过程，研究其特性、功能或行为方式，以推测或探求系统内部结构和运动规律。

4.3 投石问路

探病之法，不可不知，如当局临证，或虚实有难明，寒热有难辨，病在疑似之间，补泻之意未定者，即当先用此法。

明·张介宾《景岳全书·传忠录》

投石问路，在中医学主要体现为试探诊法，即指在疾病错综复杂，疑似难辨，或疾病表现隐微不显，四诊不易收集到特异性病症资料，难以确诊之际，用药物或饮食等进行以诊断为主要目的的试验性治疗，观察分析患者机体对试治的反应以诊断疾病的方法。《景岳全书·传忠录》指出："若疑其为虚，意欲用补而未决，则以轻浅消导之剂纯用数味，先以探之，消而不投，即知为真虚也；疑其为实，意欲用攻而未决，则以甘温纯补之剂，轻用数昧，先以探之，补而觉滞，即知有实邪也。假寒者略温之，必见躁烦；假热者略寒之，必加呕恶。探得其情，意自定矣。"

《赵绍琴验案精选》载一典型案例：胡某某，女，52 岁。初诊：患者因重症肌无力住院半年，西药每日注射新斯的明 2 次，中药出入于八珍汤、十全大补汤之间。4 日前突然发热，体温 38.5℃，致病情迅速恶化。由于体温持续上升，病情难以控制，遂请全院老大夫共同会诊。

病人面色萎黄，形体消瘦，精神不振，舌胖苔白糙老且干，两脉虚濡而数，按之细弦且数，自述心烦梦多，小溲色黄，大便两日未行，身热颇壮，体温 39.4℃。会诊时，诸医皆曰：气血大虚，必须甘温以除大热。赵师曰：前服参、芪、桂、附诸药皆甘温也，何其不见效？诸医又曰：原方力量太小，应增加剂量。赵师曰：个人看法，虽属虚人，也能生实病，此所说实病，包括新感病、传染病或其他实证。为慎重起见，先请经治医生用冰箱冷水少少与之，结果病人非常喜饮，又多给了一些，病人仍想多喝，将一杯（约 300ml）喝完，病人说："我还想喝。"遂又给约 300ml。饮毕自觉头身有小汗出，心情愉快，即时安睡。赵师曰：病人素体气血不足，用甘温补中，本属对证。但目前非本虚为主，乃标热为主，暮春患此，当从春温治之。如是虚热，病人何能饮冰水 600ml，且饮后小汗出而入睡？根据其舌胖苔白糙老且干，两脉虚濡而数，按之细弦且数，心烦梦多，溲黄便秘，断定是阳明气分之热，故改用白虎汤。生石膏 25g，生甘草 10g，知母 10g，粳米 60g，煎 100ml，分 2 次服，1 付。

二诊：昨服白虎汤后，夜间汗出身热已退，体温 37℃，两脉虚濡而滑，按之细弱，弦数之象已无，病人今日精神甚佳，食欲亦增，心烦减而夜寐甚安，大便已通，小溲甚畅，舌胖苔已滑润，改用甘寒生津益气方法，以善其后。

本例重症肌无力合并重感冒，临床也有一派虚羸表现，用温补滋养之类，效果不明显。此刻是虚热，还是实热，确实难以定夺。为此先用冷水来试探。患者饮冷水后，仍索冷水，续饮后遂安然入睡且身有小汗出。由此可知，患者可能为实热，结合其他临床表现，断为阳明气分之热，再用白虎汤试投，1 剂体温便降至正常。

4.4 急证急攻

暴用之则胜，徐用之则败。如此者，为四武冲陈，以武车骁骑，惊乱其军，而疾击之，可以横行。

《六韬·疾战》

疾病有急暴、缓徐之分，对于一些起病急骤，变化迅速，症情凶险的病症，治疗当采用急证急攻、以暴制暴的方法，用峻猛之药，直折病势，以使病邪速除，免伤正气；否则，养虎遗患，必致变症迭起，更加难治。如《景岳全书·传忠录》说："治病用药，本贵精专，尤宜勇敢……若新暴之病，虚实既得其真，即当以峻剂直攻其本，拔之甚易，若逗留畏缩，养成深固之势，则死生系之，谁其罪也？"吴又可《温疫论·急证急攻》曰："温疫发热一二日，舌上白苔如积粉，早服达原饮一剂，午前舌变黄色，随现胸膈满痛，大渴烦躁，此伏邪即溃，邪毒传胃也，前方加大黄下之，烦渴少减，热去六七。午后复加烦躁发热，通舌变黑生刺，鼻如烟煤，此邪毒最重，复瘀到胃，急投大承气汤。傍晚大下，至夜半热退，次早鼻黑苔刺如失。此一日之间而有三变，数日之法，一日行之。因其毒甚，传变亦速，用药不得不紧。设此证不服药，或投缓剂，羁迟二三日，必死。设不死，服药亦无及矣。尝见温疫二三日即毙者，乃其类也。"这里，吴又可针对温疫病的处理，提出了"急证急攻"的主张，大胆地采取"数日之法，一日行之"的紧急措施，突破了前人在用药上的旧框框，体现了其敢于创新的精神。否则，遇到类似这种"急证"的危重病例，在治疗上若墨守"一日一剂"的老框框，常不能适应病情变化的需要，杯水车薪，缓不济急，贻误治疗时机，影响治疗效果。

不仅急性外感热病，即使一些其他疾病，只要符合急证急治的条件，亦当采用此法。如干祖望治一鼻窦炎患者，即参用以暴制暴之法，举例如下。

刘某，男，22 岁，1992 年 3 月 24 日初诊。鼻病 4 年多，所苦者头疼、头昏。涕多而黄，通气以两次手术而改善。检查：鼻道稍有分泌物潴积。舌薄苔，脉弦。案解：泄胆热、除脾湿、养肺阴三部曲可循序以进。

处方：龙胆草 3g，黄芩 3g，山栀 10g，夏枯草 10g，柴胡 3g，辛夷 6g，白芷 6g，鸭跖草 10g，菊花 10g，苍耳子 10g。7 剂煎服。

二诊：1992 年 5 月 5 日诊。药进 7 剂，头痛大减而黄涕敛迹。但终以一度感冒而动荡，淡黄涕再度重来。幸已不若曩者之多，通气已佳。检查：鼻黏膜偏红，有些分泌物潴留。舌薄黄，脉平。案解：取峻药猛攻手法，四年顽疾竟然一锤定音。惜乎感冒一扰，又有死烬复燃之势，再取清肺泻胆。

桑白皮 10g，马兜铃 10g，黄芩 3g，薄荷 6g，夏枯草 10g，鱼腥草 10g，白芷 6g，辛夷 6g，苍耳子 10g，藿香 10g。7 剂煎服[①]。

按 对于鼻渊之胆腑郁热证，干老常用的一套治疗手法是以暴制暴，用苦寒之品直折上炎火势，药力峻猛，杀气腾腾，常用方为龙胆泻肝汤。本案即采用此法，用药猛而准，四年顽疾竟然一锤定音。

4.5 慢 病 缓 图

凡久远之病，则当要其终始，治从乎缓，此宜然也。

明·张介宾《景岳全书·传忠录》

---

① 陈小宁，严道南. 百岁名医干祖望耳鼻喉科临证精粹[M]. 北京：人民卫生出版社，2014：117-118.

对于一些病程较长、病情较稳定的慢性病，由于其病乃"冰冻三尺，非一日之寒"，其来也渐，其去也缓，不可能设想投几剂药，几日即愈。因此，治疗要从长计议，慢病缓图，假以时日，用药缓缓扶持，稳中取效。初看似觉太慢，日久则会"由量变到质变"，使功能恢复而病愈。具体思路大致包括三个方面：一是审证既确，守法守方，切忌朝寒暮热，忽攻又补；二是用药相对平和，剂量较小，少用峻猛之药；三是改汤剂为丸、膏剂等，所谓"汤者荡也，去大病用之……丸者缓也，不能速去之，其用药舒缓而治之意也"（《汤液本草》卷上），同时也便于患者长期服用。特举案例如下。

蒲辅周治疗"习惯性"感冒的病人，患者一触风寒，即鼻流清涕，打喷嚏，周身渐渐恶风，翕翕发热，兼有其他慢性疾患。在治疗上，一旦感冒，即碍手治其他的病。蒲老决定先为他治疗"习惯性"感冒，开玉屏风散，总量270克，碾成粗末，分作30包，每服一包，水煎作一日量，分二次服下。一月后患者感觉好大半，又为之开一料继服。两月后虽冒风触寒，亦不再发[1]。"习惯性"感冒属于卫气无力捍御外邪，要想改变体质，必须由量变才能达到质变，决非一两剂所能收功，故小量长期使用玉屏风散，平易中取胜。

再如焦树德治疗一早期肝硬化病人，诊断为肝郁犯脾，久生痞气积块之证。焦老认为痞气为年积月累渐积所成，治疗也须渐渐消磨，不能朝夕可去，如若攻之太急，则反伤正气，正伤则积愈痼。所以目前不能用大毒、峻烈的药去大攻大泻。应先用调肝和中，佐以软坚化积之法，疏达气血，使积块渐渐消散。

处方：生石决明15g（先煎），生牡蛎15g（先煎），焦神曲12g，夏枯草9g，炙鳖甲15g（先煎），地骨皮9g，银柴胡9g，乌贼骨9g，茜草根9g，三棱4.5g，莪术4.5g，海藻6g。

四诊时患者自觉症状减轻，肝功能好转，肝脏缩小，改用李东垣"痞气丸"方加减，配制成丸药服用。前后经过十三次诊治，历时1年半有余，肝病基本痊愈[2]。

焦树德[3]在谈及尪痹的治疗时也指出："病程既久，故服药亦需较长时间，才能渐渐见效，万勿操之过急，昨方今改。只要辨证准确，服药后无不良反应，则应坚持服用50～100剂左右，观察效果。如见效，还可继续服几十剂。"相关案例参见《焦树德医学实践录》。

4.6 慢病轻治

岳美中认为，久病胃气本来就弱，又以旷日持久，辨证无误，用药无误，但如剂量太重，则不仅不能取效，还可能因重伤胃气，反添枝蔓。

何绍奇《读书析疑与临证得失》

① 陈可冀. 岳美中全集（上）[M]. 北京：中国中医药出版社，2012：32-33.
② 焦树德. 焦树德临床经验辑要[M]. 北京：中国医药科技出版社，1998：119-125.
③ 焦树德. 焦树德医学实践录[M]. 北京：中国医药科技出版社，2017：77.

慢病轻治，即针对慢性病用小剂量频频日久服用的方法。岳美中[①]在总结李东垣用药组方特点时，提出治慢性久病，用小剂量药频频久服是其特点之一。他认为用药在于对症合拍，不在于方剂大小，长期虚弱症，尤其是兼慢性脾胃虚弱证，出现胃呆纳少，每天饮食不过三、二两，还觉脘闷腹胀，是脾胃功能不健全的表现。倘每日吞服大剂煎药，只会给脾胃增加负担，加重病势发展，即所谓"欲速则不达"。何绍奇[②]将此治疗思路概称为"慢病轻治"，并举古今医家治验进一步阐述。如李东垣的补中益气汤，参、芪、升、柴，都很轻，一帖药总量不过三钱三分，约合 10g 左右。叶天士创立养胃阴法，治"数年伤不复，不饥不纳"，麦冬仅用 3g，大麻仁 5g，水炙黑小甘草 3g，生白芍 6g，蔗汁一杯。故徐灵胎叹曰："此篇（指《临证指南医案·卷三》脾胃）治法独得真传。"蒲辅周常用玉屏风散治疗"频频伤风"，效果很好。有人学得此法，便用大剂量黄芪益气固卫实表为君，作汤剂，二三剂后，不唯依然如故，而且胸闷腹胀，惶惑不解。蒲老乃告以慢病轻治之理，并指出：脾为肺之母气，故玉屏风散是以术为君，黄芪用量太大，难免有壅塞之弊。建议改汤剂为煮散，即白术 120g，炙黄芪 75g，防风 35g，研为粗末，1 日 2 次，每次仅用 5g，小火煮10 分钟，去渣澄清，顿服 100ml。结果不到一月，即完全告愈。岳美中[③]曾治疗一非特异性结肠炎患者，患病 20 余年，经常服用西药，曾多次住院治疗，治疗时可缓解，出院后又复发。盗汗，纳呆，下坠，身体瘦弱不支，中等身材，体重仅 42 公斤，基本丧失工作能力。1974 年以来，经岳老治疗三年，连续以资生丸（即参苓白术散去砂仁，加泽泻、山楂、麦芽、川黄连、藿香、白蔻、芡实）为主方，小剂量频服，间或救急，如投玉屏风散以治虚汗不止（亦小量服法），真人养脏汤、附子理中汤等以治泄泻不止等。至 1977 年夏季，病情大有转机，长年洞泄，终至大便成形，达到日便 1～2 次，大便检查也转正常。

总之，对于慢性病、病程长、体质弱，脾胃纳化功能减弱，以正气虚为主者，须识得慢病轻治的原则，切记以元气为怀，决不可孟浪从事。

4.7 轻可去实

> 轻可以去实，麻黄、葛根之属是也。
>
> 元·王好古《汤液本草·十剂》

轻可去实，本指用轻宣发散之药解除在表、在上邪气的一种治法。如陈修园《时方歌括》云："轻可去实，即发汗解肌之法也。"后世从多方面加以发挥，大致而言，"轻"即轻、灵、巧，从药物而言，药性轻扬灵动、方剂味少而精、药量小而轻等；从治法言，涉及轻

① 陈可冀. 岳美中全集（上）[M]. 北京：中国中医药出版社，2012：227.
② 何绍奇. 读书析疑与临证得失[M]. 增订版. 北京：人民卫生出版社，2005：98-100.
③ 陈可冀. 岳美中全集（上）[M]. 北京：中国中医药出版社，2012：227-228.

宣气机、透邪外出，轻清邪热、除烦安神，轻化湿热、湿化热除以及轻泻水浊、交通上下等[1]；"实"可概指一切实证，然以在上、在表者为主。岳美中[2]提出处方遣药要学会用轻量，其适应范围有：①上焦病。吴鞠通曰："上焦如羽，非轻不举。"因此治疗上焦疾患，不仅要多采用花叶一类质轻的药物，而且用量也要轻，煎法不宜久煮，否则药过病所，疗效反差。岳老曾用苏叶黄连汤治疗妇女胎前恶阻，呕恶不止，昼夜不差欲死。证属温热蕴于肺胃，肺胃不和，胃热移肺，肺不受邪，还归于胃，乃用黄连三四分以清湿热，苏叶二三分以通肺胃，投之多愈。王孟英《温热经纬》卷四曰："以肺胃之气，非苏叶不能通也。分数轻者，以轻剂恰治上焦之病耳。雄按：此方药止二味，分不及钱，不但治上焦宜小剂而轻药，竟可以愈重病，所谓轻可去实也……盖气贵流通，而邪气挠之，则周行窒滞，失其清虚灵动之机，反觉实矣。惟剂以轻清，则正气宣布，邪气潜消，而窒滞者自通。设投重药，不但已过病所，病不能去，而无病之地，反先遭其克伐。"②皮表病。皮毛和人体之表都属于人体之阳位，非轻剂药物不能达之。所以治此部位的疾病，一般采用轻剂，如桑菊饮、九味羌活汤、升阳散火汤等。唐宗海《中西汇通医经精义》卷下也说："轻可去实：风寒之邪中于人身，痈疽疔痤发于肢体，宜轻而扬之，使从外解。"③慢性病。如慢性肺病、胃肠病、肝肾病等，患这些病的人日久体衰，加之长期服药，耗伤正气，不能急于求成。此则与慢病缓图的外延有重叠之处。

此外，轻可去实还可涉及以下几个方面：①大症痼疾，轻拨气机。气味俱薄、药性轻灵者可宣通郁滞，透达气机，有四两拨千斤之用。魏长春根据叶天士轻剂调拨气机经验，创制五花芍草汤（玫瑰花、佛手花、绿梅花、厚朴花、白扁豆花、芍药、甘草），轻清宣化、开郁行气、调和脏腑，加减广泛用于疑难杂症，常获奇效。②小儿脏气娇嫩，用药宜精炼轻巧，方专药纯。《一得集》谓："小儿脏腑柔脆，药入不能运化，是以用药宜轻。"③虚人受邪，轻治缓调。对于虚实夹杂之证，补虚疗损，勿忘佐以斡旋疏通之品，令全方活泼灵动而不呆滞。

4.8 提壶揭盖

> 朱丹溪治一人，小便不通，医用利药，益甚。脉右寸颇弦滑，此积痰在肺。肺为上焦，膀胱为下焦，上焦闭则下焦塞，如滴水之器，必上窍通而后下窍之水出焉。以药大吐之，病如失。
>
> 清·俞震《古今医案按》

提壶揭盖，原指盛满水的茶壶，要想使水顺利地倒出来，就必须在壶盖上凿个洞或把

---

① 季蓓，董福轮，魏铁力. 轻可去实刍议[J]. 中医杂志，2009，50（11）：1050-1051.
② 陈可冀. 岳美中全集（上编）[M]. 北京：中国中医药出版社，2012：374-376.

壶盖揭开，水才能顺利地流出来。中医学家采用取象比类的方法，类推指开宣肺气而通利水道，以治疗癃闭、水肿等病症的方法。

中医学认为肺位最高，为"华盖"，主宣发肃降、通调水道，为"水之上源"，对津液的输布、运行和排泄都具有推动作用。如果肺的宣发肃降功能失常，就会影响水液的代谢。肺失宣发，则影响水液外达皮肤，可见无汗、水肿等症；肺失肃降，则影响水液下输膀胱，可见小便不利和水肿等。提壶揭盖法最早见于朱丹溪的医案，《丹溪心法》卷三在论治小便不通时还进一步阐述了该法的加减应用："气虚，用参、芪、升麻等，先服后吐，或参、芪药中探吐之；血虚，四物汤，先服后吐，或芎归汤中探吐亦可；痰多，二陈汤，先服后吐。以上皆用探吐。若痰气闭塞，二陈汤加木通（一作木香）、香附探吐之，以提其气；气升则水自降下，盖气承载其水也。"其后医家续有发挥，如李用粹《证治汇补·癃闭》曰："一身之气关于肺，肺清则气行，肺浊则气壅。故小便不通，由肺气不能宣布者居多，宜清金降气为主，并参他症治之。"张山雷《脏腑药式补正·膀胱部》云："惟开展肺气，以通气化之上源，则上窍通而下窍自泄。如一壶之水，仅有在下一窍，则虽倾之而滴水不流，必为之开一上窍，则下窍遂利，此所谓下病求之于上者也。故杏、贝、葶、蒌、紫菀、百部、兜铃、霜叶等之开肺者，相其虚实，择用一二，以合于导水药中，则水源既开，无不捷效。"提壶揭盖法除用于治疗小便癃闭、淋浊等疾病外，也用于治疗肺气闭郁所导致的水肿、便秘等，代表方如越婢加术汤、五仁丸等。临床遣药当以味辛轻浮之风药为首选，如苏叶、桔梗、杏仁、荆芥、防风、枇杷叶、独活、白芷、浮萍等，少量轻投，取治上焦如羽之义。赵绍琴[①]认为，此法不独治疗尿闭有效，凡泌尿系急慢性感染，尿检异常或小便不畅，或浮肿不消，均可将此类风药合入对症方中，必能增强利水之功。大法以风药配方，不独可以宣肺气，又兼具理气机、畅三焦、助脾运、胜湿邪、散火郁之功效，则非"提壶揭盖"一语所能概括。

4.9 宣 肺 止 遗

水土合化，上滋肺金，金气通肾，故调水道，转注下焦，膀胱禀化，乃为溲矣。
唐·王冰《重广补注黄帝内经素问·经脉别论》

肺为水之上源，具有疏通和调节人体水液的运输及排泄之功，维持机体的水液平衡。若肺气宣发肃降功能失常，不能助膀胱的气化与开合，影响其对尿液的贮存和排泄功能，膀胱不约，则出现遗尿，即所谓"上虚不能制下"。对此，治宜从肺入手，宣肺、清肺、温肺或补肺，使肺气宣降正常，则三焦气化复常，膀胱有约，而遗尿自止。临床报道用单味

① 赵绍琴. 赵绍琴临床经验辑要[M]. 杨连柱，彭建中整理. 北京：中国医药科技出版社，2001：103-104.

麻黄，以及麻黄汤、麻黄附子细辛汤等以麻黄为主的方药，治疗小儿遗尿疗效明显[1]。特举典型验案如下。

胡某某，女，51 岁。1993 年 10 月 15 日诊。1 月前受凉病发高热咳嗽，在某医院诊断为"大叶性肺炎"，经抗生素等治疗热退咳喊。近半月来，小便频数，每见水则欲小便，以致不敢洗脸、漱口，伴见干咳痰少而黏，口渴欲饮，大便秘结，舌质嫩红，苔薄白，脉沉细略数，证属热邪灼伤肺津，肺失治节，清肃失令。治宜清燥润肺，方用清燥救肺汤加减：桑叶、桑白皮、麦冬、阿胶（烊化）、炙杷叶各 10g，炒杏仁、桔梗、益智仁、五味子各 12g，生石膏（先煎）、沙参各 15g，火麻仁 30g，甘草 6g。水煎内服，每日 1 剂。2 剂后便通咳减，见水尿意减轻，改火麻仁为 10g，续进 5 剂后，见水偶有尿意，已可控制，余症均除，续进 10 剂后病告痊愈[2]。

《素问·脉要精微论》云："水泉不止者，膀胱不藏也。"本例缘于肺热病后，余热未清，肺津受损，失于治节，宣肃通调失职而致上源失固，下源失约，故以清燥救肺汤治其燥热，滋养肺阴，合益智仁、五味子以约膀胱，使肺热得清，肺阴乃复，治节复常而水泉自止。

又，王庆国治一遗尿患者，女，15 岁，2010 年 5 月初诊。患者睡中遗尿多年久治无效，其母与外祖父为乡村中医，辨证为脾气虚弱，膀胱失约。以补中益气合以温肾缩泉。用药：生黄芪 15g，白术、陈皮、炒山药各 10g，党参、生龙骨牡蛎各 15g，升麻、柴胡各 3g，当归、乌药各 6g，益智仁 10g。药服 30 剂，精神体力好转，饮食改善，学习成绩进步，惟遗尿不能解除。刻下诊见：纳谷不香，疲乏无力，下肢冷，常易感冒，受凉及劳累后多发，动辄汗出，舌淡胖苔白脉弱。王教授在原方中加入麻黄 6g、细辛 5g、制附片 10g。服药 15 剂，遗尿消失[3]。

4.10 疏 土 渗 水

濡润咽喉之法多端，不能全赖养阴一技，犹如花卉，若枝叶枯槁，园丁一味浇水，却不知泥土过黏，根柢反为腐烂。此时只有疏土渗水，沐浴阳光，乃为上策。

中国百年百名中医临床家丛书《干祖望》

干祖望[4]从园丁栽培花卉体悟出疏土渗水之法，结合《素问·阴阳类论》"喉咽干燥，病在土脾"之论，提出用参苓白术散疏土渗水治疗慢性咽炎。典型案例：石某，男，43 岁。1983 年 5 月 30 日初诊。咽痛 3 年，时轻时重，或觉干燥，但不思饮。或感有痰附丽于喉

① 陈芳瑜. 麻黄治疗遗尿症 331 例临床分析[J]. 海峡药学，2004，16（1）：88-89.
② 常玉伟，彭世桥. 清燥救肺汤治见水思尿证[J]. 北京中医，1995，（2）：23.
③ 王雪茜，赵琰，张晓瑜，等. 王庆国教授师法仲景拓展运用麻黄之经验撷英[J]. 世界中医药，2015，10（5）：740-743.
④ 俞无名，干千. 中国百年百名中医临床家丛书——干祖望[M]. 北京：中国中医药出版社，2001：157-158.

壁间，却难咯出。饮食如故，大便微溏，曾诊断为慢性咽炎，多方医治，获益平平。检查：咽后壁淋巴滤泡增生，间隙间黏膜变性肥厚，轻度弥漫性充血。舌薄腻苔，质嫩胖。脉平。辨证：咽喉者，水谷之道路，脾胃之门户。中土一衰，内湿自生，湿郁化热，上扰清道，乃作咽中诸症，治取健脾渗湿一法。太子参 10g，茯苓 10g，白术 6g，白扁豆 10g，山药 10g，桔梗 6g，马勃 3g，玄参 10g，双花 10g，甘草 3g。5 剂煎服。上方连进 14 剂，顿觉舒服异常。以后以此方为基础，约治 2 个月而告痊。

此案患者虽见咽喉干燥，但不欲饮水，反有便溏、苔腻，可知咽干之来非火非燥，实因湿停于内，阻滞津液不能上承的缘故。若能使脾气健旺，转输精微，上济咽喉，则干燥自除。

疏土可以渗水，而渗水亦可疏土。只有土壤湿度适宜，植物才能正常生长。岳美中[1]报道用一味茯苓饮治发秃，患者系发秃症，头顶上如胡桃大圆圈，连结成片，渐成光秃。心情懊憹，忧郁得很。切其脉濡，舌稍白，无其他痛苦。为处一味茯苓饮：茯苓 500～1000g，为细末，每服 6g，白开水冲服，一日两次。约服两月余，来复诊，发已丛生，基本痊愈。岳老认为发秃的形成，多因水气上泛巅顶，侵蚀发根，使发根腐而枯落。茯苓能上行渗水湿，而导饮下降，湿去则发生，虽不是直接生发，但亦合乎"伏其所主，先其所因"的治疗法则。此与上述医案诊治思路可谓有异曲同工之妙。

4.11 补土伏火

> 脾土太弱，不能伏火，火不潜藏，真阳之气外越……土薄不能伏之，即大补其土以伏火。
>
> 清·郑钦安《医理真传》

补土伏火，是指补益脾胃、益气温阳，以治疗与脾虚相关的内生火热疾病，使元气足而阴火散，阳气复而火自安位，所谓"土厚火自敛"。郑钦安《医理真传·五行说》云："五行之要在中土，火无土不藏。"若脾胃虚弱，转枢和化源两大基本功能失常，可致清阳不升、阳气郁滞、湿浊郁阻、津血亏虚、相火离位等，最终使虚火上冲，临床可见发热、口疮、吐血、衄血、胃脘嘈杂等病症，治疗当补土伏火，常用方剂有补中益气汤、封髓丹、理中汤等。

蒲辅周[2]认为口腔溃疡证有属中虚脾热者，常常借用封髓丹（黄柏、砂仁、甘草），取补土伏火之义，而收效甚速。较之通常清胃火之法另开一法门。如一患者口腔溃疡 8 年余，自觉发热，口干思饮，饮水不多，小便黄。脉细数，左关弦急，舌红无苔。乃属阴虚脾热，

① 陈可冀. 岳美中全集（上）[M]. 北京：中国中医药出版社，2012：519.
② 蒲辅周. 中国百年百名中医临床家丛书：蒲辅周[M]. 蒲志兰整理. 北京：中国中医药出版社，2004：268-272.

治宜益阴增液，补土伏火，用三才封髓丹加减治疗而获效。高辉远[①]用新加三才封髓汤（太子参、天门冬、黄柏、知母、赤芍各10g，生地15g，去皮桂枝、砂仁各6g，炙甘草3g，大枣5枚），补土伏火、活血通络，临床用于治疗白塞氏综合征屡获良效。何绍奇[②]治疗一发热10天患者，体温在37.5～38℃之间，自服感冒退热冲剂、银翘解毒片不效，先用竹叶石膏汤数剂，亦不效。患者并无短气乏力、自汗、食少便溏等气虚症状，以其数月前耳部瘘管术后创口不敛，经用大剂黄芪治愈，加之其人体瘦、面黄、好动，似可从劳倦、虚火浮越考虑，投以补中益气汤，调补脾胃，俾火安其位，而热自退。又治疗一患者患口疮5年，诊以六脉沉弱，舌淡胖嫩见有齿痕，而断为脾肾阳虚，虚火上浮。以附子理中汤加味，3剂后其痛即减，溃疡亦开始愈合。

另外，郑钦安《医理真传·伏火说》云："世多不识伏火之义，即不达古人用药之妙也。余试为之喻焉：如今之人将火煽红，而不覆之以灰，虽焰不久即灭，覆之以灰，火得伏即可久存。古人通造化之微，用一药、立一方，皆有深义。若附子、甘草二物，附子即火也，甘草即土也。古人云热不过附子，甜不过甘草，推其极也。古人以药性之至极，即以补人身立命之至极，二物相需并用，亦寓回阳之义，亦寓先后并补之义，亦寓相生之义，亦寓伏火之义，不可不知。"此乃根据先后天相互资生的关系，对阳虚证在温补元阳的基础上，加用温补中焦脾阳的药物，使药物之火伏藏，则元阳充足，不易熄灭。可谓是对补土伏火法的发挥应用。

4.12 增水行舟

> 因阳明太热，津液枯燥，水不足以行舟，而结粪不下者，非增液不可。
>
> 清·吴鞠通《温病条辨》

日常生活经验告诉人们，河道干涸，水浅泥淤，则舟船难行。基于此生活经验，中医学将通过滋阴增液以治疗液亏便秘或血瘀的治疗方法，称为增水行舟。本法多用于温病高热，或吐泻、大汗、烧伤等因素导致津液大量亏耗，一方面使肠失濡润，燥屎不行，大便燥结不通，此即吴鞠通所谓"无水舟停"也；另一方面使血容量减少，血液循行滞涩不畅，而发生血瘀之病变，如周学海《读医随笔》言："津液为火灼竭，则血行瘀滞……夫血犹舟也，津液水也。医者于此，当知增水行舟之意。"治疗自当滋阴增液，使水涨舟行，代表方如增液汤。此法现代拓展用于血栓性疾病、尿路结石、黄疸等病证。特举案例如下。

李某，男，54岁，2019年10月15日初诊。主诉：双下肢发凉、麻木伴间歇性跛行6月余。现症：双下肢发凉、麻木，间歇性跛行，心烦寐差，自汗频频，饥不欲食，二便调，

① 于有山，王发渭，薛长连. 高辉远学术经验真传[M]. 北京：中国中医药出版社，2012：129-130.
② 何绍奇. 读书析疑与临证得失[M]. 增订版. 北京：人民卫生出版社，2005：95-96.

舌紫暗少苔，脉细数。专科检查：双足皮色苍白，皮温低，足背动脉、胫后动脉搏动减弱，麻木明显。ABI 指数（踝-肱指数）示：左侧 0.70，右侧 0.65；下肢血管彩超示：双下肢动脉硬化闭塞症，左下肢股浅动脉中上段、右下肢股浅动脉中下段狭窄。西医诊断：下肢动脉硬化闭塞症。中医诊断：脉痹，辨为气阴两虚证。治法：益气滋阴通络，增水行舟。药用：黄芪 20g，当归 20g，合欢皮 10g，酸枣仁 3g，地龙 10g，桂枝 10g，麦冬 20g，玄参 20g，陈皮 10g，茯苓 10g，白术 10g，甘草 10g。14 剂，水煎服。

二诊：双下肢发凉症状减轻，双足皮温皮色好转，足背动脉、胫后动脉搏动略改善，麻木、间歇性跛行略有好转，睡眠明显好转，但仍时有自汗。舌略紫暗。守上方加牛膝 10g，桃仁 10g，红花 10g，人参 6g。14 剂，水煎服。

三诊：双下肢发凉、麻木、间歇性跛行明显缓解，双足皮温恢复正常，足背动脉搏动明显增强，无自汗，寐可。随访半年，病情控制可①。

肖某，男，32 岁，已婚，农民。右腰阵发性绞痛 1 周，尿赤，口微苦，舌质稍红、苔黄，脉弦。双肾区无压痛及叩痛，各输尿管点亦无压痛。X 线腹部平片示：右肾盂及右输尿管上段各见一颗绿豆大小结石影。B 超探查：右肾盂轻度积水。诊断：右侧上尿路结石。中医辨证：肾阴亏虚，石阻尿道。治以滋阴益肾，行舟排石。方用六味地黄汤合三金汤加减：生地 24g，山萸肉 12g，山药 12g，泽泻 9g，丹皮 9g，茯苓 9g，白芍 20g，甘草 3g，金钱草 40g，内金 15g，海金砂 30g。日 1 剂，水煎服。仅进药 2 剂，即排出绿豆样大小结石 2 粒，腰痛若失。B 超复查：肾盂积水消除。X 线腹部平片复查：结石影消失②。

4.13 逆流挽舟

> 从外之内者，治其外……从外之内而盛于内者，先治其外而后调其内。
>
> 《素问·至真要大论》

逆流挽舟法，是指用疏散表邪的方药治疗外感挟湿痢疾的方法。清代喻嘉言始创此名，理论源于《黄帝内经》有关表里先后治法之论，以及张仲景、张从正等下痢论治的经验，为痢疾的治疗提供了新思路。本法适应于痢疾的两种情况：一是外感性下痢，其病机主要为邪气下陷，治疗机理为提邪出表；二是内伤性下痢，其病机主要为阳气下陷，治疗机理为升阳和解，所谓"久痢阳气下陷，皮肤干涩，断然无汗，今以逆挽之法，卫外之阳领邪气同还于表，而身有汗，是以腹中安静，而其病自愈也"（《医门法律·痢疾门》）。临床见下痢脓血，里急后重，兼见恶寒发热、头痛、身痛、无汗、脉浮等。采用升散和扶正达邪药物，挽陷里之邪从表而解，代表方如人参败毒散、仓廪汤。此法亦可用于外感性疾病、

---

① 张朝阳，徐强，李品川，等. 增水行舟法治疗下肢动脉硬化闭塞症验案举隅[J]. 中医药通报，2021，20（4）：58-60.
② 陈兴华. 行舟法排结石报告[J]. 江西中医药，1995，26（6）：24，28.

疟疾、胃肠性感冒等的治疗。

蔡某，男，71岁。1975年初患痢疾，下痢赤白，日5～6次。腹中急痛，里急后重。曾在门诊医治，服葛根芩连汤合香连丸化裁2剂未效。2天后反见畏寒发热，头痛身楚等症，下痢有增无减，而来我院复诊，收留住院治疗。曾静脉输液，滴入氯霉素等药，上症未除，下痢增剧，日20余行，时欲呕吐，粒米不进。因年迈体弱，家属邀我开中药以治。余细问其症，患者虽身热腹痛，下痢频繁，赤白相杂，但仍恶寒、肢冷、无汗、噤口不食。按其脉，濡数似浮，舌尖边红，苔黄而薄。按喻氏逆流挽舟法，拟人参败毒散加减：柴胡8g，前胡6g，羌活5g，桔梗9g，云苓9g，川芎5g，赤白芍各9g，秦皮9g，黄连9g，甘草3g。并嘱家属自加陈仓米一把，陈茶叶一撮，三帖。带回家服。3天后，其长子来医院报其父病寒热渐除，下痢大减，并能进米汤一碗，觉口内干涩，后改用益胃汤化裁3剂而竟功[①]。

秦某，男，25岁。1982年11月20日初诊。昨日不慎跌入河中，当时仅觉头晕及足后跟酸痛。今日中午酒后先呕吐1次，旋即畏寒战栗，胸闷气促难平，疲乏无力，足跟酸痛亦增剧，急送来院，全身战抖，紧裹棉被，面色红赤，结膜充血，语声低微，呼吸急促，不时咬牙，格格有声，舌红绛少苔，脉浮滑数。体温35.6℃，血压136／62 mmHg。辨证：寒邪束表，卫阳郁闭，元气寒弱，内陷于里。急拟人参败毒散扶正散寒，败毒逆挽。方药：党参30g，柴胡6g，川芎6g，羌活5g，独活6g，前胡6g，枳壳10g，桔梗5g，茯苓10g，姜半夏10g，黄芩10g，全瓜蒌15g。投药1剂，夜得扬汗，诸恙若失[②]。

本案面舌红赤乃酒后之假象，本质为寒邪侵袭，正虚难支，邪陷于里，符合仲景"太阳病，或已发热，或未发热，必恶寒，体痛，呕逆，脉阴阳俱紧者，名为伤寒"之论。

4.14 釜底抽薪

> 欲汤之沧，一人炊之，百人扬之，无益也，不如绝薪止火而已。
>
> 汉·班固《汉书·枚乘传》

釜底抽薪，一般比喻从根本上解决问题。中医学则用以比喻对火热亢盛之证，采用攻下的方法以清泄火热。如当伤寒传至阳明，燥热内结，阴液灼伤的情况下，紧急采用攻下方法，通便泻热，以保存阴液不被消耗殆尽，中医也称为急下存阴法。急下存阴的病证主要有两种：一种是阳明腑热炽盛。如《伤寒论》第254条"伤寒六七日，目中不了了，睛不和，无表里证，大便难，身微热者，此为实也，急下之，宜大承气汤"，第255条"阳明病，发热汗多者，急下之，宜大承气汤"，以及第256条"发汗不解，腹满痛者，急下之，宜大承气汤"。一种是少阴热化而热传阳明，热盛阴伤。如《伤寒论》第320条"少阴病，

---

① 龚家林. 喻氏逆流挽舟法在临床上的运用[J]. 江西中医药，1983，（1）：12.
② 俞承烈. 老医秘验：范文虎传人孙幼立70年临证经验集[M]. 北京：中国中医药出版社，2015：168.

得之二三日，口燥咽干者，急下之，宜大承气汤"，第 321 条"少阴病，自利清水，色纯青，心下必痛，口干燥者，可下之，宜大承气汤"，以及第 322 条"少阴病，六七日，腹胀不大便者，急下之，宜大承气汤"。三急下证乃阳明燥实，灼烁真阴，已是胃、肾阴液涸竭的危重阶段，所以扬汤止沸，不如釜底抽薪，用大承气汤急下燥实，冀以存欲绝之阴。

《熊寥笙中医难症诊治心得录》载：张某，男，3 岁。患儿受凉伤食，发热汗出，气逆咳嗽。病已七日，曾服疏表宣肺之药数剂，病仍不解。现症每至午后壮热尤甚，彻夜咳嗽不休，难以入寐，小便黄少，大便秘结，三日未解。舌苔微黄而燥，指纹色紫，脉滑数。此表邪不解，入里化热，而成阳明燥实之候。当上病下取，釜底抽薪，急下存阴，宜大承气汤急下之。大黄 6g，炒枳实 3g，厚朴 6g，玄参 6g，甘草 3g，玄明粉 6g。

本方服一剂，当晚咳嗽大减，能食能睡。翌晨得大便下燥矢一次，午后咳嗽，高热亦平，竟一剂收功。

本案患儿因外感夹滞而致咳嗽，为表里俱病之候。然病在里而求之表，非但治之不效，且辛温伤津，后患无穷。治病必求其本，肺与大肠相表里，肺已移热于大肠，热与积滞搏结，则其治不可重视肺而遗忘大肠。大承气汤本不治咳，但因其病本在肠，故用一剂攻下药物而壮热、咳逆、便秘悉解，不烦余药。

4.15 利尿止泻

> 治泻不利小水，非其治也。
>
> 明·张介宾《景岳全书·泄泻》

泄泻多因脾虚运化失常，水谷不化精微，以致清浊不分，水液糟粕混杂而下。同时，由于水液聚于膈间，不能渗入膀胱，以致小便短少。水湿的主要出路在小便，通利小便，去除水湿，可减少其在肠中的积留，临床上将这种方法称为"利小便，实大便"。通利小便，是治疗脾虚湿胜泄泻的有效方法，故张介宾又说："凡泄泻之病，多由水谷不分，故以利水为上策。"利小便治泄泻主要针对湿泻而言，如雷丰《时病论》卷三论湿泻所说："湿侵于脾，脾失健运，不能渗化，致阑门不克泌清别浊，水谷并入大肠而成泄泻矣。湿泻之为病，脉象缓涩而来，泻水而不腹痛，胸前痞闷，口不作渴，小便黄赤，亦或有腹中微痛，大便稀溏之证。考治湿泻之法，惟念莪先生可宗，乃曰渗利使湿从小便而去，如农人治涝，导其下流，虽处卑监，不忧巨浸。"

《甘肃省名中医医案精选》载李顺保医案：张某，女，64 岁。初诊：2013 年 10 月 28 日。患者 26 天前以"胃溃疡胃穿孔"在某人民医院行手术治疗。于 2013 年 10 月 12 日以"腹痛腹胀伴呼吸困难，发热 26 天"转入我院 ICU。经抗感染、气管切开、有创呼吸机、肠外营养等治疗，体温降至正常，呼吸稍平稳（呼吸机已撤），腹痛腹胀消失。26 日，患者出现腹泻，服用蒙脱石散、酪酸梭菌糖化菌肠球菌活菌制剂，腹泻未止。西医诊断：急性肠炎。中医诊断：重症腹泻。2013 年 10 月 28 日中医会诊：患者恶病质，神情，体温正常，腹泻水样便（水分＞95%），日行 4～5 次，无里急后重，无肛门灼热感。腹部查体：腹软无肌力，无压痛及反跳痛，肠鸣音弱，无过水声。脉细弱，苔薄白，质淡。患者脾肾阳虚，气虚不能运化，小肠分利失职，拟用利小便实大便法，选用五苓散加味。处方：云茯苓 12g，猪苓 12g，细桂枝 10g，车前子 12g，方木通 10g，粉草薢 10g，通草 10g，灯心草 6g，炒白术 12g，炙黄芪 15g，明党参 12g，太子参 12g，炙升麻 6g。3 剂，每日 1 剂，日服 2～3 次，200～250ml／次。服用 1 剂后，腹泻止，连服 3 剂后停服。

本案为老年女性，呈恶病质，腹泻水样便，日行数次，无腹痛，无里急后重，肛门无灼热感，服用蒙脱石散等收敛剂无效。脉细弱，苔薄白质淡。患者脾肾阳虚，小肠分利失职，故拟用五苓散加味，方中茯苓、猪苓、木通、草薢、通草、灯心草淡渗利尿，桂枝温阳，党参、太子参、白术温脾补气，升麻升提中气。因药证合拍，故疗效甚佳。

4.16 通 腑 缩 泉

> 若小便利者，津液偏渗，大便当坚硬而不出。
>
> 清·汪苓友《伤寒论辨证广注·辨阳明病脉证并治法》

张仲景所述之脾约证，以小便数，大便则硬为特征，反映了大肠主水与膀胱排泄尿液之间的密切关系。根据这种关系，中医有"利小便，实大便"之论。那么，通过反向思维，自然可以得出通大便以缩小便的治法，用于大肠腑气失于通畅之遗尿。临床表现为睡中遗尿，小便量多，大便秘结或干燥不畅，烦躁，口干，舌苔腻，脉数。

刘某，女，29 岁。产后小便失禁 2 月。患者自述产后出现小便频数，且站立行走时即有小便流出，无其他明显不适。经在本地中西药治疗无效，于 1991 年 3 月 5 日来第四军医大学西京医院就诊。泌尿外科诊断为压力性尿失禁，建议保守治疗三个月，若无效则进行手术治疗，遂来中医科求治。患者体质中等，面色略显苍白虚肿，自汗，舌质偏红，苔微黄，脉细弱。又诉大便二三日一行，质地干硬。思此证尿失禁、频数、大便秘结、自汗，与脾约证相似，尿失禁乃系小便频数之甚者，乃投麻子仁丸加味：麻子仁 15g，杏仁 12g，大黄 8g，枳实 10g，芍药 12g，厚朴 12g，金樱子 12g，4 剂。

3 月 12 复诊，谓服药后大便通畅，小便即恢复正常。停药后大便又干结难下，小便也不能自控。药证相符，嘱常服麻子仁丸，保持大便通畅，携药回家。后托人来告，病愈两月，未再复发[①]。

---

① 王三虎. 麻子仁丸治疗尿失禁[J]. 实用中医内科杂志，1992，6（2）：30，11.

本案即借通导大便以收摄小便。据报道，对于有便秘史的遗尿儿童，用麻子仁丸治疗有良效。

患儿，女，8 岁 4 个月，于 1987 年 8 月 2 日初诊。2 年来睡中遗尿，一夜三四次，甚则五六次，每因腹胀便秘而遗尿加重，曾服缩泉丸及桑螵蛸散数十帖，治疗罔效。平素小便臊臭，色黄量少，大便干燥，三四日一行，面赤唇红，舌苔薄黄，脉滑数。证属里热炽盛，大肠腑气失畅，肺气失宣，以致膀胱气化失职。拟方通腑缩泉，大承气汤加味治之。处方：厚朴 10g，枳实 10g，生大黄 8g（后下），芒硝 6g（冲服），桑螵蛸 10g，益智仁 10g，炙甘草 6g。

服药 1 帖，大便畅通，解稀大便五六次，小便气味明显改善，色亦转清，当天夜间遗尿减至 2 次，原方继进 1 帖，遗尿已止。转投益气养阴剂，以善其后，随访半年，遗尿未作[①]。本案患儿一派里热炽盛之象，且遗尿每因腹胀便秘而加重，说明遗尿与里热炽盛之间有因果关系。大肠燥热结聚，致肺气宣降失常，通调水道失职，引起膀胱气化失司，约束无权而遗尿。治疗以大承气汤通腑泄热为主，兼用桑螵蛸、益智仁等缩尿之药，前后同治而获良效。

4.17 祛瘀生新

> 旧血不去，则新血断然不生。
>
> 清·唐宗海《血证论·吐血》

血行脉中，周流全身。一旦由于某种原因使血液运行迟缓或停留于局部，就会形成瘀血。瘀血留于经隧内外，阻碍正常血液对病变部位的滋养和复生。虽用补血之品，却于新血无所裨益，徒使瘀血留而不去，新血亦难生成。因此，对于瘀血所致新血不生，往往以祛瘀为先，或祛瘀补虚并用。如张仲景以大黄䗪虫丸治干血劳，用大黄及虫类药活血化瘀，配以补虚养血之品，能使瘀血去而新血生，机体迅速康复。代表方如抵当汤（丸）、桃核承气汤、大黄䗪虫丸、下瘀血汤等，以大黄配伍破血或活血药组成。近年来常用于治疗脑栓塞、冠状动脉粥样硬化、肝硬化、肿瘤、再生障碍性贫血等疾病。

王某某，男，34 岁，胆囊炎切除术后，全身出现散在性紫癜。查血常规发现血小板仅为 4 万，经骨髓穿刺，诊断为原发性血小板减少症。始用激素治疗，血小板一度升高，但激素减量后，血小板随之下降，再恢复原来用量亦不为功。症见四肢斑色紫暗，口干溲赤，心悸失眠，脉细数，舌淡苔薄黄。血溢脉外则血亏，血阻络脉则瘀滞，证属血虚夹瘀，治

---

① 秦亮. 大承气汤儿科新用[J]. 天津中医，1989，（5）：45.

以养血活血，方用桃红四物汤加减：生地、赤芍各 12g，红花、当归、桃仁各 9g，川芎 3g，虎杖、丹参各 30g，升麻 6g。服药 3 周，复查血小板为 9.8 万，精神见振，紫癜日渐见浅而消失。嘱按上方续服 1 月，血小板数逐步上升，随访观察，疗效巩固①。

本案乃血虚者常兼瘀血。盖血液盈余则流畅，若病久营血耗损，血脉空枯，无余以流，则艰涩成瘀；而瘀血内滞，势必阻遏新血生长，反复不已，可致血虚而瘀愈发加剧。治宜养血药与活血药配伍，以养血活血，祛瘀生新，桃红四物汤即为养血活血法的代表方剂。临床所见，血小板减少性紫癜、缺铁性贫血、白细胞减少症、嗜酸细胞增多症、再障等血液病，多属血虚夹瘀证，以桃红四物汤化裁治之，皆有良效。

又，吴某某，男，35 岁，教师。患者 1 个月前西医确诊为牛皮癣性红皮症，在某医院治疗 1 月好转出院，出院诊断为牛皮癣静止期。现患者左肘关节内侧尚有粟米大一夥，表面附着较薄之银白色鳞屑，基底呈红色，鳞屑强行剥离后，底面可见筛状出血点，发痒，舌质淡红，苔薄白，脉沉细。此乃血瘀肌肤失养，治拟祛瘀生新，养血润肤。方用大黄蟅虫丸，每次 3g，日 3 次。连服 2 周后鳞屑隐没，基底不见红色。续服 1 月后，皮肤完全正常，随访 2 年无复发②。

4.18 火 郁 发 之

凡火所居，其有结聚敛伏者，不宜蔽遏，故当因其势而解之散之、升之扬之，如开其窗，如揭其被，皆谓之发，非独止于汗也。

明·张介宾《类经·运气类》

火郁发之，语出《素问·六元正纪大论》，是指邪热郁伏不出，用宣散、升举、轻扬、疏通等法治疗的一种方法。火郁，是指火热之邪郁闭，包括外感六淫之邪侵袭化火生热，郁伏不出，或内生火热郁闭体内，临床表现复杂多样，其共同特征为具有口苦咽干，渴喜冷饮，少汗，小便黄赤，大便燥结，舌红苔黄，脉沉数有力等里热证，同时可见四肢逆冷、喜暖恶冷等外寒假象。"发"有发散、宣扬、疏导、启闭之义，即用清热泻火药的同时，加入少许辛温或辛凉之品以发散、宣畅气机，使郁积之火热发越透达而出。如四逆散中的柴胡，麻杏石甘汤中的麻黄，泻黄散中的防风，仙方活命饮中的防风、白芷，清胃散中的升麻，升阳散火汤中的羌活、防风、葱白，逍遥散中的薄荷、煨姜，银翘散中的牛蒡子、薄荷，清营汤中的银花、连翘、竹叶等，都有"火郁发之"之义。

路志正③总结火郁发之常用七法为：①发表散火法。用宣肺发表的药物，开发腠理，使

① 颜德馨. 补益活血法运用举隅[J]. 黑龙江中医药，1986，（6）：4-6.
② 林郁芳. 大黄蟅虫丸临床新用[J]. 浙江中医学院学报，1988，（1）：26.
③ 路志正. 路志正医林集腋[M]. 高荣林等整理. 北京：人民卫生出版社，1990：148-149.

郁火发散于外。辛温发表散火常用参苏饮、川芎茶调散；辛凉发表散火常用升降散、葱豉桔梗汤。②升阳散火法。用升发清阳、托邪外出的药物，使郁火发越于外。常用方剂为升阳散火汤、火郁汤等。③疏郁散火法。用舒肝解郁、调达气机、和解表里的方法，以解除郁滞，运转枢机，使郁火发泄于外。代表方剂为四逆散、逍遥散、小柴胡汤等。④清热散火法。用直清里热的方法，开解邪热之怫郁，疏通闭塞，畅达表里，使郁火发越于外。代表方轻剂如沈氏火郁汤，重剂如白虎汤、凉膈散。⑤通闭散火法。用涌吐、通便、消导、行瘀的方法，以解除郁闭，畅达气血，使火发泄于外。常用方如栀子豉汤、越鞠保和丸、承气汤等。⑥温化散火法。用温阳散寒的方法，解除寒遏，宣发阳气，使郁火发散于外。常用方如半夏散、桔梗汤等。⑦补益散火法。用益气、滋阴、充液的方法，以鼓舞正气，透发郁火。常用方如保元汤、生脉散、一贯煎、增液汤等。此外，化湿透热法、辛开苦降法等亦寓有"火郁发之"之意，在治疗火郁证时常可配合使用，其代表方剂如三仁汤、薏苡竹叶散、半夏泻心汤等。火郁发之主要针对火热邪气郁滞而言，热者寒之主要针对火热炽盛而言。火郁之邪一旦透发出来，则必遵"热者寒之"之法以祛邪热。"发之""清之"需相互结合，使透发之中有清解，苦泄之中有宣达，才能起到相得益彰的作用。

《王洪图内经临证发挥》载：李某，女，31 岁，北京人，2004 年 8 月 8 日诊。患者 9 年来每到夏天，若在太阳下行走超过 1000 米，体温即到 38.5℃以上，无汗。询其病史，谓曰：9 年前曾因发烧住院，治疗约 1 周，诊断未明，但体温恢复正常而出院，此后每年夏月遇热即体温升高，久治无效。患者面微赤，舌红，苔薄黄，脉弦数，大便调。此为火热内郁之证，治当宣散郁热。处方：荆芥 10g，防风 10g，炒栀子 12g，黄芩 12g，赤芍 10g，焦三仙各 10g，水红花子 10g，白茅根、芦根各 12g。6 剂，水煎服，每日 1 剂。药后病人微有汗出，再遇环境炎热及在阳光下行走，体温保持正常，病愈。

4.19 木郁达之

> 达，畅达也。凡木郁之病，风之属也。其脏应肝胆，其经在胁肋，其主在筋爪，其伤在脾胃、在血分。然木喜条畅，故在表者当疏其经，在里者当疏其脏，但使气得通行皆谓之达。
>
> 明·张介宾《类经·运气类》

木郁达之，语出《素问·六元正纪大论》，是指对各种肝郁气滞之证，疏肝理气解郁，使郁结的气机豁畅调达，肝脏疏泄条达的功能本性恢复正常的治疗方法。肝喜条达而恶抑郁，外感邪气，内伤情志，脏气自损等皆可作用于肝而致郁。"木郁"病证范围较广，从病性的角度而言，朱丹溪创六郁之说，认为气郁则生湿，湿郁则为热，热郁则生痰，痰郁则血不行，血郁则食不化，制越鞠丸治疗气、湿、热、痰、血、食诸郁。从病位的角度而言，肝气横逆莫制,气机升降失调,则可产生克脾、犯胃、冲心、迫肺等多种病证,如肝气郁结,本经自病的两胁胀痛或窜痛,胸闷不舒;肝气乘脾的食欲不振,腹痛泄泻;肝气横逆犯胃的胃脘疼痛、呕吐;肝郁化热,上攻头目引起的头晕目眩;肝郁化火炎上而产生口苦、目赤等。代表方如柴胡疏肝散、逍遥散等,精神疏导也是重要的治疗措施。孙一奎《医旨绪余·论五郁》云:"木郁者,肝郁也。达者,条达、通达之谓也。木性上升,佛逆不遂则郁。故凡胁痛耳鸣,眩运昏仆,目不识人,皆木郁症也。当条而达之,以畅其挺然不屈之常。如食塞胸中,而肝胆之气不升,故胸腹大痛,宣而吐之,以舒其木之气,是在上者因而越之也。木郁于下,胁疼日久,轻则以柴胡、川芎之类开而提之,亦条达之意也;重则用当归龙荟丸摧而伐之,孰非通达之意欤。"特举典型案例一则如下。

吴某,女,38岁。1980年12月3日初诊。因某事纠葛,遂起抑郁不舒。4天来四肢阵发性抽搐,肢体麻木,头痛头晕,善悲哭泣,心情烦躁,夜不安寐,食不甘味,胃脘痞闷,精神疲惫,舌淡苔薄黄,脉细弦。恙由情志失于畅达,肝气郁滞,"木郁达之",拟逍遥散出入。当归9g,白芍9g,柴胡6g,云苓12g,菖蒲9g,夜交藤20g,莲子芯6g,青陈皮各6g,苏梗6g,川楝子6g,甘草6g,生龙牡各15g。6剂后诸症大减,抽搐已止,入晚已能睡4~5小时。嘱时时戒怒,心胸开朗,再以上方增损调治10余剂告愈①。

4.20 土 郁 夺 之

夺,直取之也。凡土郁之病,湿滞之属也。其脏应脾胃,其主在肌肉四肢,其伤在胸腹。土畏壅滞,凡滞在上者夺其上,吐之可也;滞在中者夺其中,伐之可也;滞在下者夺其下,泻之可也。凡此皆谓之夺,非独止于下也。

明·张介宾《类经·运气类》

土郁夺之,语出《素问·六元正纪大论》,指对湿邪郁阻中焦脾胃,壅滞不通,用各种除湿之法治疗的一种方法。如湿热郁阻中焦,而见腹痛腹胀,大便稀薄而热臭,舌苔黄腻,可用苦寒以燥湿清热治之,代表方如王氏连朴饮;寒湿郁滞而见胸闷,恶心呕吐,腹胀,大便清稀,可用芳香苦温化湿治之,代表方如平胃散、藿香正气散、三仁汤等。孙一奎《医旨绪余·论五郁》发挥曰:"土郁者,脾郁也。夺者,攘夺之谓也。土性贵燥,惟燥乃能运化精微而致各脏也。壅滞渍濡则郁,故凡肿满痞塞,胕肿,大小便不利,腹疼膜胀,皆土郁症也。当攘而夺之,以复其健运之常。又如腹中窒塞,大满大实,以枳实导滞丸、木香槟榔丸、承气汤下而夺之,是中满者泻之于内也。饮食伤脾,痞闷,痰涎日生,以橘半枳术丸;忧思痞结,不思饮食,腹皮微急,以木香化滞汤、消痞丸消而磨之,亦攘之意也。

---

① 朱建贵,赵金铎.论"木郁达之"在临床的运用[J].上海中医药杂志,1982,(7):12-13.

诸湿肿满，胕肿，湿热发黄，以实脾利水之剂燥之，孰非攘而夺之之意欤？"

《辨证奇闻·五郁》载：一人心腹饱胀，时肠鸣数声，欲大便，甚则心疼，两胁填实，或吐痰涎，或呕清水，或泄利暴注，以致两足面胕肿，身渐重大。此初起乱治，及后必作蛊胀治，谁知土郁乎？土郁，脾胃气郁也。《内经》将土郁属气运，不知原有土郁之病，不可徒咎岁气，不消息脏腑。夫土气喜升不喜降，肝木来侮，则土气不升；肺气来窃，则土气反降。不升且降，土气抑郁不伸，反克水矣。水受克，不能直走长川大河，自然泛滥溪涧，遇浅则泄，逢窍则钻，流何经即何经受病。法宜疏通其土，使脾胃气升，则郁可解。然实脾胃素虚，则肝侮肺耗。倘脾胃气旺，何患其成郁哉？必须补脾胃，后用夺法，则土郁易解。用善夺汤：茯苓一两，车前子、白术三钱，柴胡、半夏一钱，白芍五钱，陈皮三分。4剂渐愈。方利水不走气，舒郁兼补正，何必开鬼门，泄净府，始谓土郁夺之哉？

陈士铎擅长从五行关系分析病机，并通过调理五行之间多方关系以治疗疾病。本案言脾土壅滞，亦可能由于肝木来侮，或肺气来窃，进而导致脾胃运化升降失司，水液输布排泄失常，所谓"土气抑郁不伸，反克水矣"。然病机的核心环节是脾失健运，痰湿内生，治病求本，"法宜疏通其土，使脾胃气升，则郁可解"。

4.21 金郁泄之

泄，疏利也。凡金郁之病，为敛为闭、为燥为塞之属也。其脏应肺与大肠，其主在皮毛声息，其伤在气分。故或解其表，或破其气，或通其便，凡在表在里、在上在下，皆可谓之泄也。

明·张介宾《类经·运气类》

金郁泄之，语出《素问·六元正纪大论》，指对各种原因导致的肺气郁闭不利之证，疏利气机，以宣通肺气郁闭的治疗方法。如肺气不宣，则水道不畅，以致咳嗽气喘水肿，小便不利，治以宣通肺气之法，方如葶苈大枣泻肺汤；热邪壅肺，肺失肃降，腑气不通，以致喘促不宁，大便秘结，脉实大，治以宣肺通腑之法，方如宣白承气汤等。孙一奎《医旨绪余·论五郁》言："金郁者，肺郁也。泄者，疏泄之谓也。金贵空清，壅塞窒密则郁。故凡咳逆，喉疼声哑，胸满喘息，抬肩撷项，肌热，鼻塞，呕脓，皆金郁症也，当疏而泄之，以肃其清降之常。又如伤风，咳嗽鼻塞，以参苏饮、人参败毒散，皆疏之意也。胸膈停饮，或水饮入肺，喉中如水鸡之声，或肺痈呕脓血，以葶苈大枣泻肺汤治之，孰非泄之之意欤？"

《辨证奇闻·五郁》载：一人咳嗽气逆，心胁胀满，痛引小腹，身不能侧，舌干嗌燥，面陈色白，喘不能卧，吐痰稠密，皮毛焦枯，人谓肺燥，不知肺之郁，为心所逼而成。然火旺由于水衰，肾水不足，不能为肺复仇，肺金受亏，抑郁之病起。如父母为外侵，子难报怨，父母断不怪子之怯，怨天尤人，不能相遣。是治肺郁，可不泄肺乎？然惟大补肾水，水足心有取资，必不犯肺，是补肾水正泄肺金。用善泄汤：熟地、玄参一钱，枣皮五钱，荆芥、牛膝、炒枣仁、沙参三钱，贝母一钱，丹皮二钱。2剂轻，10剂痊愈。方补肾制心，实滋水救肺。肺得水泄而金安，肾得金养而水壮，子母同心，外侮易制，此金郁泄之，实有微旨。

本案充分运用了五行之间的生克关系，通过补肾水之子，一方面制约心火，使火不克金，所谓"水足心有取资，必不犯肺"；另一方面，金水相生，滋水救肺。如此，"子母同心，外侮易制"，而金郁之病可愈。

4.22 水郁折之

> 折，调制也。凡水郁之病，为寒为水之属也。水之本在肾，水之标在肺，其伤在阳分，其反克在脾胃。水性喜流，宜防泛滥。凡折之之法，如养气可以化水，治在肺也；实土可以制水，治在脾也；壮火可以胜水，治在命门也；阳强可以帅水，治在肾也；分利可以泄水，治在膀胱也。凡此皆谓之折，岂独抑之而已哉。
>
> 明·张介宾《类经·运气类》

水郁折之，语出《素问·六元正纪大论》，是指针对水寒之气盛行，郁滞于内，导致水肿、胀满、痹痛等病证，调理相关脏腑功能，以温阳蠲寒除湿利水的治法。具体如张仲景用苓桂甘枣汤治水饮奔豚证，用五苓散治太阳蓄水证，用真武汤治阳虚水泛证，或用乌头汤、白术附子汤治疗寒痹骨痛等，均属"水郁折之"之法。孙一奎《医旨绪余·论五郁》云："水郁者，肾郁也。折者，决折之谓也。水贵沉静，搏激窒塞则郁。故凡冷唾上涌，水肿腹胀，腰膝不利，屈伸不便，皆水郁症也。决而折之，以导其东归之常。又如肾气抑郁，邪水泛上而为冷唾，以茯苓、泽泻之类导而下之，决之之意也。腰脐疼痛，不可俯仰，或如奔豚之状，以桂心之类折之；或小便癃疼，久亢不泄而为白浊，以小茴香、泽泻、黄柏之类治之，孰非决之之意欤？"另外，有学者遵高世栻《素问直解》"水郁析之"之说，认为对水寒郁滞之水肿、痞满、腰痛、心痹等病证，当分而析之，根据不同患者的不同病理状态，分别采用扶阳、实土、泻利等途径进行治疗，使寒凝得解，坚冰得破，归于常态。可谓一说。[1]特举案例一则。

乩某，男，47岁，2009年4月17日初诊。诉腰部困痛，伴背寒肢冷、两足跗肿2月，后半夜腰痛尤甚。查舌体略胖大，苔白滑腻，脉沉紧，双肾区扣痛明显，B超提示双侧肾积水，尿检正常。西医诊断为肾积水，中医辨为水寒闭郁之腰痛证，治宜温肾通阳、祛寒

---

① 王传池，胡镜清，方锐，等."水郁折之""析"辩[J]. 江苏中医药，2015，47（9）：5-6，9.

利水。方用济生肾气汤加味：熟地黄、山茱萸、茯苓、牛膝、牡丹皮、肉桂、附片各 10g，泽泻、山药各 15g，益母草 20g，车前子（包煎）30g。取 6 剂，水煎分 2 次服。二诊时腰困痛大减，背寒肢冷明显好转，后夜腰痛消失。原方加猪苓、冬瓜皮各 15g，继进 10 剂后，临床诸症缓解，嘱其续服济生肾气丸以巩固疗效，1 月后 B 超示双侧肾积水消失[①]。

本案肾积水属"腰痛""肾积""水郁"等范畴。多因外感寒湿之邪，致阳失温化，肾络水寒之邪郁闭，聚积而成，治以补肾温阳，祛寒利水，"气行则水行"，故顽症痼疾得除。

4.23 引火归原

> 火从肾出，是水中之火也。火可以水折，水中之火，不可以水折。桂、附与火同气而味辛，能开腠理，致津液，通气道，据其窟宅而招之，同气相求，火必下降矣。
>
> 清·汪昂《医方集解·附桂八味丸》

引火归原，又名导龙入海，是指用温补阳气的药物，适当加入引经药，使浮越的阳气得以敛藏，以治疗元阳浮越、肾火上升的方法。肾藏真阴而寓真阳，为水火之脏，阴阳之宅。若肾的阴阳水火平衡失调，就会出现阴虚阳浮、失制之火上升，或阴寒内盛，无根之火外越的火不归原的病理状态。故本法适用于阴虚不能涵阳，或阴盛迫阳上越，导致虚火上浮、龙火上僭之证。若阴虚火浮，症见腰膝酸软，头晕耳鸣，遗精早泄，口干咽痛，两颧潮红，或面目升火，五心烦热，或午后潮热，舌红少苔或无苔，脉细数等，方用金匮肾气丸、镇阴煎（《景岳全书》）、潜龙汤（《医醇賸义》）等，重用熟地、当归、龟板等填补真阴，养阴涵阳，使阴复而虚阳有所附，另一方面又用少量桂、附、姜等辛热药"据其窟宅而招之诱之"，则同气相求，以引导浮阳归之于下。若阴盛火浮，症见腰酸腿软，两足发冷或四肢厥逆，头晕耳鸣，大便溏薄或下利清谷，面色浮红，口舌糜烂，牙齿痛，舌质嫩红，脉虚大等，方用四逆汤、通脉四逆汤等，桂附用量较大，以温阳救逆，摄纳无根之火，急回外越之浮阳。

《古今名医临证金鉴·五官科卷》载：沈某，54 岁。唇内侧舌边尖部经常出现大如豆、小如粟米不等 3～5 处口疮，腐白疼痛，进食时痛尤甚。两颊内侧黏膜热辣感如抹上胡椒粉之难受，并不肿，其色较正常人颊黏膜为淡。食量尚可，大便经常 5～6 日解 1 次，燥结如颗粒状难排。外用药、内服泻下通便药，可取效于一时，不能根治。病程已达 6 年之久。余诊其脉沉细无力，舌苔薄淡有齿痕，知非实证热证。询其是否畏冷与面热时作？曰：一年四季两足不温，面部有时烘热伴头昏。此乃肾之真阳虚于下，肾主二便，大便之 5～6 日 1 行，乃系阴结而非阳结。肾阳虚于下，虚阳格于上，阵发性浮于面部则烘热头昏。病程 6 年，所用之内服、外治方药，均为清热解毒、消肿、泻下润肠等，以实治虚，以寒治虚，

① 王小军.《内经》五郁治则临证验案举隅[J]. 西部中医药，2014，27（1）：109-110.

均为隔靴搔痒，所以暂效而不能持久也。亟宜温肾之阳，引火归原。肾阳渐长，格拒于上之浮阳即可渐返其宅。方取四逆汤加味：淡干姜 5g，制附块 10g，炙甘草 5g，菟丝子 12g，甜苁蓉 12g，油肉桂 4g，灵磁石 30g。

先煎为汤剂。日服 1 剂，持续服 20 剂。当服至第 5 剂时口疮渐少，颊肌之热辣感即渐减轻，大便 3 日 1 行，成条易解。服至 10 剂时口疮全消，颊肌热辣感消失，大便每日 1 次。服至 20 剂时，上述症状完全消失，并无反复，3 年来一直安好。

4.24 辛 以 润 之

> 肾苦燥，急食辛以润之，开发腠理，致津液，通气也。
>
> 《素问·脏气法时论》

辛以润之，是指通过辛味药物宣通发散的功能，以改善由于气机郁滞而导致津血运行输布障碍，治疗脏腑或组织器官失去濡润之"燥"证的方法。此法通过辛味药宣通发散的功用，使肺卫宣发，腠理开通，气机通利，气化正常，从而使津液四布，营血流畅，津血不足之病证得以治愈，可谓是治燥之变法。主要适用于肺卫失宣，肌腠不濡，症见肌肤干燥、皲揭，当汗出而不得汗出等；或气化失司，津液不布，症见口干舌燥，口渴欲饮，小便不利或短少，大便不利等症状；或口舌干燥，渴不欲饮或欲热饮，肌肤甲错或皲揭无华等。张琦《素问释义》曰："肾主水而苦燥者，肺郁不降，水乏化源，肝郁不升，温气留于下焦，故燥也。辛味开腠理以泄肺郁，又能升散木气，故津液致而气通。"如五苓散之桂枝，辛以通阳，宣化水气。《金匮要略·痰饮咳嗽病脉证并治》载："腹满，口舌干燥，此肠间有水气，己椒苈黄丸主之。"《金匮要略》温下寒结之大黄附子汤中的细辛，《和剂局方》温通便结之半硫丸中的半夏，近人用治虚寒便秘的白通汤中的葱白，诸药之功均在于辛以通气布津润肠而开结，即"辛以润之"也。《伤寒论》第 230 条云："阳明病，胁下硬满，不大便而呕，舌上白胎者，可与小柴胡汤。上焦得通，津液得下，胃气因和，身濈然汗出而解。"小柴胡汤辛散疏达，通气输津，使大便得润而解。可谓"辛以润之"的另一格局。

另一观点认为辛以润之，是指金水相生原则在肾水亏耗病证中的应用。如张元素《医学启源》云："肾苦燥，急食辛以润之，黄柏、知母。"李时珍《本草纲目》卷三十五云："古书言知母佐黄柏，滋阴降火，有金水相生之义。黄柏无知母，犹水母之无虾也。盖黄柏能制膀胱、命门阴中之火，知母能清肺金，滋肾水之化源。"

胡永年[1]报道曾随一位老中医治疗一例皮肤干燥症患者，男性，10 岁，自小周身肌肤干燥、粗糙，即使盛夏亦少见汗出，夏轻冬甚，年复加重。在治疗过程中，始用大剂量滋

---

① 胡永年."辛以润之"探析[J]. 江西中医药，2000，31（5）：52-53.

阴润燥之沙参、麦冬、石斛、玉竹、白芍、甘草等品，连服 10 余剂，效果不佳。继原方之中，加少量桂枝、细辛 2 药，服数剂后，皮肤干燥之症渐有改善之势，屡次服药后周身得见微微汗出。此例证治，虽然只用了较少的辛味药物，但滋阴润燥药物的作用，借辛味宣通之功力而得以实现，由此可见，"辛以润之"用之得法，可以收到事半功倍的效果。

4.25 通 因 通 用

通因通用者，如大热内蓄，或大寒内凝，积聚留滞，泻利不止，寒滞者以热下之，热滞者以寒下之。此通因通用之法也。

明·张介宾《类经·论治类》

通因通用，指用通利药物，治疗具有通泻症状的实性病证，亦称之为"以通治通"。适用于实邪内阻所致的通泻之证。如燥热内结，泄利粪水的"热结旁流"证，急用承气汤类方攻下燥实。《伤寒论》第 321 条说："少阴病，自利清水，色纯青，心下必痛，口干燥者，可下之，宜大承气汤。"宿食内停，阻滞肠胃，致腹痛、肠鸣、泄泻，泻下物臭如腐卵，治以消食导滞攻下，荡涤积滞；瘀血所致崩漏，夹有血块，腹痛拒按，或产后瘀血内阻，恶露不尽，治宜活血化瘀；湿热蕴结膀胱所致的尿频、尿急、尿痛等淋证，治以清热利湿通淋。另如湿热蕴结大肠之下痢，虽日下十数行，治疗仍不宜止涩，当清热通肠，调气行血。张洁古所创芍药汤治疗早期痢疾，药用大黄，亦取"通因通用"之义。特举验案一则如下。

林某某，女，42 岁，1978 年 8 月 20 日初诊。诉每交睫则遗尿，历已 20 多年。为此丈夫反目，孩子责备，痛苦不堪，多方求医，未得寸效，曾多次起轻生念头。诊见颜面苍黄，神志抑郁寡欢，纳可，大便正常，小便急迫，时有不禁。寐则多梦，月经正常，带下量少，舌淡苔白，脉弦细。细思本病，病久缠绵，经治无效。遗尿之证多责为肾虚，膀胱约束无力或脾虚气陷，或肺气虚寒。常法治疗既未获效，理应改弦易辙。神志抑郁，颜面苍黄，脉弦细为肝失疏泄条达，寐则多梦为肝阴不足，魂不归舍。治以疏肝理气，四逆散加味。处方：柴胡 6g，白芍 10g，枳壳 10g，泽泻 10g，当归 12g，甘草 3g。每日 1 剂，连服 3 天。

5 月 25 日复诊：诉药后尿量增多，夜寐梦少，睡已甜畅，遗尿之症已愈。半年后随访，病已根除[①]。

本案遗尿 20 余年，辨证为肝失疏泄条达，三焦水气运行不畅，膀胱不藏，则小便自遗。治以四逆散疏肝理气，畅通三焦，通因通用，气机一转，则膀胱自藏，遗尿自已。诚如《景岳全书·杂证谟》指出："凡治小便不禁者，古方多用固涩，此固宜然；然固涩之剂，不过固其门户，此亦治标之意，而非塞源之道也……庶得治本之道，而源流如度。否则，徒障狂澜，终无益也。"

---

① 林光启. 四逆散临床治验二则[J]. 福建中医药，1989，20（2）：6.

4.26 塞因塞用

塞因塞用者，如下气虚乏，中焦气壅，欲散满则更虚其下，欲补下则满甚于中。治不知本而先攻其满，药入或减，药过依然，气必更虚，病必渐甚。乃不知少服则资壅，多服则宣通，峻补其下以疏启其中，则下虚自实，中满自除，此塞因塞用之法也。

明·张介宾《类经·论治类》

塞因塞用，指用补益药物，治疗具有闭塞不通症状的虚性病证，亦称之为"以补开塞"。适用于脏腑气血阴阳不足，功能低下所致的闭塞不通之证。如精气不足，冲任亏损的闭经，治当填补下元，滋养肝肾，养血益气以调其经。大便虚秘，因于血虚者宜养血润燥；因于气虚传导无力者当益气健脾；阳虚便秘治以温阳；津亏便秘治宜养津补阴，增水行舟。又如小便不利，或因于肺气不足，通调无权；或因于中气下陷，清气不升，浊阴不降；或由于肾阳亏虚，命门火衰，膀胱气化无权。治疗当分别予以补益肺气，复其通调水道之权；或补益中气，使脾气升运，浊阴自降；或温补肾阳，化气行水。凡此数种，均属塞因塞用之例。特举典型案例一则。

吴某某，女，26岁，1980年11月13日初诊。产后便秘，迭经甘寒润肠，咸寒软坚，七月来服药则便通，停药则便秘，旬日至半月始一更衣。患者面白无华，两睑虚浮，心悸怔忡，少寐多梦，头目眩晕，视物模糊，日饮糜粥三两，渐至周身疲软，足不任身，言语无力，临圊努挣汗出，便后尤形衰惫。脉濡细，舌淡、边有齿痕，苔薄白。证属产后气血双亏。处方：潞党参20g，生黄芪15g，淮山药15g，冬白术9g，炙甘草3g，当归身9g，熟地黄12g，火麻仁10g，陈皮6g，炙升麻3g，大红枣5枚。5剂。服药后大便每隔日一次，少腹仍无所苦，渐思纳食，神情稍振。自诉反觉腰酸，前方加龟鹿二仙胶12g（溶化冲），5剂。三诊时大便1～2日一行，且能稍涉家务劳动，仍服上方5剂。四诊时主诉：除偶见眩晕外，别无任何不适。予丸方以作善后之计：晨进补中益气丸9g，糜粥汤送服；午进十全大补丸9g，白蜜60g，开水调服；暮进金匮肾气丸6g，淡盐汤送服。一月后大便1～2日一行，无自觉不适。嘱令每晚服十全大补丸9g，白蜜30g，开水调服。四周后停药，经随访半年，一切正常[①]。

本案因临产失血，血虚肠液有亏，无以滋润大肠，肠道干涩，遂致产后大便难以畅行，多次投滋阴润肠软坚之剂，服药期间虽有效验，然每值停药则故恙依旧，可见用药尚未中的。经详察细辨，本属气血双亏，治以气血双调，尤以益气为主而获效。

---

① 王少华，王卫中. 通因通用塞因塞用医案二则[J]. 中医杂志，1986，（1）：19.

4.27 热因热用

热因热用，寒因寒用，塞因塞用，通因通用，必伏其所主，而先其所因。

《素问·至真要大论》

热因热用，指用温热性质的药物治疗其表象为热的病证。张仲景《伤寒论》第 317 条说："少阴病下利清谷，里寒外热，手足厥逆，脉微欲绝，身反不恶寒，其人面色赤，通脉四逆汤主之。"此病证以阴寒内盛为本，由于阴盛格阳，而见"面色赤""身反不恶寒"等假热之象，治疗用温热的通脉四逆汤顺从表热之象而逆其阴寒之本。又如气虚发热之证，因脾胃阳气虚损，水谷精气当升不升，反下流于下焦，化为阴火，阴火上扰而发热，治用甘温之补中益气汤，升发脾阳，升举下陷精气，即甘温除热法，亦属热因热用之例。

《刘渡舟临证验案精选》载：马某某，女，74 岁，1993 年 7 月 21 日初诊。午后发热，体温 38℃左右，饮食衰减，腹内有灼热之感，并向背部及大腿放散。手心热甚于手背，气短神疲。然口不渴，腹不胀，二便尚调。舌质红绛，苔薄白，脉大无力。刘老辨为气虚发热。其病机为脾虚清阳下陷，升降失调，李东垣所谓"阴火上乘土位"所致。对于这种内伤发热，当用东垣"甘温除大热"之法。疏补中益气汤加生甘草。

黄芪 20g，党参 15g，炙甘草 5g，生甘草 5g，白术 12g，当归 12g，陈皮 8g，升麻 3g，柴胡 6g，生姜 3 片，大枣 12 枚。

服 5 剂，食欲增加，体力有增，午后没有发热，腹中灼热大减。续服 5 剂，午后发热及腹中灼热等症均愈。

本案亦为热因热用的典型案例，补中益气汤是"甘温除大热"代表方剂。方用黄芪、炙甘草、人参大补脾胃之元气，以复脾胃升清降浊之功；白术健脾燥湿，陈皮和胃降浊，升麻、柴胡升举清阳，以降阴火；当归补血润燥，加生甘草在于补脾气之中而泻心火。诸药配伍，使元气充盈，阴火下降，而发热遂愈。

4.28 寒因寒用

热因热用，寒因寒用，塞因塞用，通因通用，必伏其所主，而先其所因。

《素问·至真要大论》

寒因寒用，指用寒凉性质的药物治疗表象为寒的病证。此法适用于里热极盛，阻遏阳气不能外达，外有若干假寒征象的真热假寒证。如热厥证，阳热内盛，热邪深伏于里，常表现出壮热、恶热、烦渴饮冷、溲赤脉数等里热征象；同时，由于里热盛极，阻遏阳气不能外达，而见手足逆冷、脉沉等假寒之象。治疗须用寒凉之药清其内热以治本，则假寒之象自可愈。

《吴佩衡医案》载：马某，男，30岁，成都人，住四川省会理县北街。1920年3月患瘟疫病已七八日，延余诊视，见其张目仰卧，烦躁谵语，头汗如洗，问其所苦不能答，脉象沉伏欲绝，四肢厥逆，遍身肤冷。唇焦齿枯，舌干苔黑，起刺如铁钉，口臭气粗。以手试之，则口气蒸手。小便短赤点滴，大便燥结已数日未通。查其前服之方，系以羌活、紫苏、荆芥、薄荷、山楂、神曲、枳实、厚朴、栀子、黄连、升麻、麻黄及葛根等药连进四剂，辛散发表过甚，真阴被劫，疫邪内壅与阳明燥气相合，复感少阴君火，热化太过，逼其真阴外越，遂成此热深厥深、阳极似阴之证，苟不急为扑灭，待至真阴灼尽，必殆无救，拟下方治之。

大黄26g（泡水兑入），生石膏30g，枳实15g，厚朴15g，芒硝10g，知母12g，生地黄60g，黄连10g。

服1剂，病情如故。服2剂后大便始通，脉息沉而虚数，但仍神识朦胧，问不能答。照方再服2剂，连下恶臭酱黑粪便，臭不可当，其后口津略生。又照原方再服2剂，大便始渐转黄而溏，舌钉渐软，唯舌中部黑苔钉刺尚硬，唇齿稍润，略识人事，始知其证索饮而渴。进食稀粥少许，照前方去枳实、厚朴，加天冬、麦冬各15g，沙参20g，生地黄12g，甘草6g，将大黄分量减半。连进4剂后，人事清醒，津液回生，苔皮渐退而唇舌已润，唯仍喜冷饮。继以生脉散加味，连服3剂而愈。

人参15g，麦冬15g，当归10g，生地黄15g，杭白芍15g，五味子3g，生石膏10g，黄连5g，甘草6g。

本案乃瘟疫病热深厥深、阳极似阴证，患者已严重昏愦不省人事，不能询及渴饮与否，如症见壮热面赤，口气蒸手，唇舌焦燥，鼻如烟熏等，则实热证情已具，虽有寒象，乃属假象，故即当急下，切勿迟疑，以免贻误病机，证变难挽。

4.29 移精变气

往古人居禽兽之间，动作以避寒，阴居以避暑，内无眷慕之累，外无伸宦之形，此恬憺之世，邪不能深入也。故毒药不能治其内，针石不能治其外，故可移精祝由而已。

《素问·移精变气论》

移精变气是指通过各种手段（语言、行为）移转或分散患者异常的精神意念活动指向，以缓解或消除由于精神因素所引起的疾病的一种心理疗法。移精变气是在中医"形神合一"思想的指导下，通过"治神以动其形"而产生积极的心理治疗效应。其运用语言或者行为，转移患者对病痛的注意力，调整其逆乱的气机，使其早日康复。常用的移精变气方法有两类：一是精神转移法。即将患者的精神、意念活动从焦虑、抑郁转移、分散至其他方面，以缓解或消除因过分关注内心冲突和不良情绪所导致的躯体不适，从而形成的强化性病态条件反射及病态行为。精神转移法可根据患者的病情、不同心理和环境条件，采用音乐、歌舞乃至戏谑等分散和转移患者的注意力。二是情志导引法。即通过指导患者进行呼吸吐纳锻炼，或配合一些动作，引导和控制患者的精神、意念活动，达到移精变气的治疗目的。其最基本的要领为调心（意念控制）、调气（呼吸锻炼）和调身（姿势调整）的三调合一。

《古今医案按》卷二载：山东杨先生者，治府主洞泄不已。杨虽对病人，却与众人谈日月星辰缠度，及风云雷雨之变，自辰至未，病者听之而忘其圊。杨尝曰：治洞泄不已之人，先问其所慧之事，好棋者与之棋，好乐者与之笙笛，勿辍。是又于服药灸火之外添一巧法。盖脾主信，泻久则以泻为信，使忘其圊，则失其泻之信而泻可止矣。

本案当属于肠胃功能失调引起的功能性泄泻，医者没有采取用药物止泻的方法，而是与患者谈论一些其喜欢的事情，引开患者的注意力，从而达到治愈疾病之目的。

另《著园医话》论"意想能愈大证"，载一案例：昔有名医某，今忘其姓名，每闻声即知病之所在。有素相交好某心微痛，请诊之，诊毕曰：心将生痛，不可为也，可预备后事。其人曰：死不足惜，但上有老母，我死将谁养。医曰：实无良法，俟今晚竭力以图，明日再为报命。至次日，曰：思得一方，姑妄为之，用笔于病人左腿上画一墨圈大如杯，戒之曰：务刻刻注圈内，心想圈内，自以为红矣、肿矣、发热矣、痛极矣，使一刻不如是，则病必不治。其人如戒，至七日果红肿起一大痈。医曰：心痛已移于此，可保无虑。盖用志不纷之意，然而神矣。

4.30 顺情从欲

> 夫治民与自治，治彼与治此，治小与治大，治国与治家，未有逆而能治之也，夫惟顺而已矣……百姓人民皆欲顺其志也。
>
> 《灵枢·师传》

顺情从欲法，是通过满足患者平凡的意愿、感情和生理需要，以达排解心理障碍的一种心理治疗方法。此法适用于因情思不遂所致的郁证、相思病、饥哭、拗哭、肿瘤以及其他多种心身疾病的心理治疗。如万全《幼科发挥·急惊风类证》记载两个小儿验案如下。

一儿半岁，忽日惨然不乐，昏睡不乳。予曰：形色无病。将谓外感风寒，则无外感之证。将谓内伤乳食，则无内伤乳食之证。此儿莫有所思，思则伤脾，乃昏睡不乳也。其父母悟云：有一小厮相伴者，吾使他往，今三日矣。乳母亦云：自小厮去后，便不欣喜，不吃乳。父急命呼之归，儿见其童嬉笑。父曰：非翁妙术，不能知也。

一儿一岁，啼哭不止，予审察之，非病也。其父母曰：无病何以啼哭异常？予乃问其乳母：此儿平日戏玩者何物？乳母曰：马鞭子。即以取至，儿见大笑击人而哭止。

"小儿相思"是婴幼儿常见的一种心理问题，主要指剥夺了婴幼儿熟悉的环境、依恋的抚养者和喜爱的玩具之后，表现出某些行为退化或异常，如不食不乳、表情淡漠、嗜睡不醒、异常哭啼、睡卧不宁等反常现象。当见到所恩之人，得到所喜之物，回到熟悉的环境中后，就会立即恢复往常的行为。上述案例中万全采用了顺情从欲法，不仅通过满足小孩对仆人或玩具的思念之情治愈了其心病，而且避免了家长对孩子抚养环境的无意破坏。

采用顺情从欲法治疗，首先要探究病人真正的意念欲望所在。对于羞于启齿的病人，医生必须向患者承诺尊重病人的隐私权和为其所述的一切保密，这不仅是医生最起码的职业道德，也是促使患者开放自己内心世界的前提。此外，医生还要耐心启发病人，采取其易于接受的方法，得到病人的充分理解和合作，病人才能将隐曲深沉的心里话说出来。对于一些无法很好地用语言沟通的病人，如案例中的小孩，则需要医生通过察言观色，向其身边人详细询问了解，掌握患者真正的需求。在条件允许的情况下，欲者，尽量满足其欲望和欲求；不欲者，远其所恶。在遵循治疗原则的前提下，尊重、同情、体谅、迁就患者被压抑了的情绪、意志，创造条件，适当满足患者愿望。

当然，顺情从欲疗法也是有一定条件的。一要看需求是否合法合情合理，是否符合人的正常需要；二要看是否现实可行，符合人之常情和社会伦理道德；三要看是否适度适量，对胡思乱想、放荡不羁、痴心妄想的欲念和无理要求应予以劝说、教育和引导，切不可迁就放纵。

4.31 开导解惑

人之情，莫不恶死而乐生，告之以其败，语之以其善，导之以其所便，开之以其所苦，虽有无道之人，恶有不听者乎？

《灵枢·师传》

开导解惑，又称语言疏导法，指医生以语言为主要手段，对患者启发诱导，说理解释，使患者明白与疾病有关的道理，以解除内心烦忧之苦，消除心理障碍的一种心理治疗方法。《灵枢·师传》所言告、语、导、开，即是运用语言，动之以情，晓之以理，喻之以例，告之以法，以解释病情，使病人知情达理，配合医生，遵从医嘱，以消除悲观情绪，从而树立战胜疾病的信心，最终达到治疗的目的。

开导解惑法可以分为四步：①擒，"告之以其败"。在疾病初始阶段，医者向病人指出所患疾病的性质、原因、危害、病情轻重等，引起病人对疾病的重视，使之听从医嘱，重视病情，自觉配合医生的工作。②纵，"语之以其善"。在疾病发展阶段，患者顾虑重重，担惊受怕，对治疗的信心不足或失去信心，此时医者耐心地以语言开导，以帮患者树立战胜疾病的信心。③切入，"导之以其所便"。在疾病恢复阶段，根据病人的不同实际情况，抓住患者的个性特点，以其所好为切入点，告诫患者自我进行调理养生。如"绝房色，戒恼怒，节饮食，慎起居，莫信邪"等。④突破，"开之以其苦"。以前三种方法为基础，帮助患者解除情绪障碍、行为障碍及与之有关的躯体障碍，使病人从思想困扰中解脱出来，面对现实，明白事理，树立信心，稳定情绪，使消极心理转变为积极心理。四个步骤环环相扣，"擒、纵"在于达成适于治疗的医患关系，调动患者的能动性。"切入"接触问题实质，层层深入，为突破、深入问题，展开治疗奠定了基础。在"擒、纵、突破"打好基础的前提下，医生的外因才能通过患者的内因发挥作用，从而使语言疏导发挥作用。

《儒门事亲·指风痹痿厥近世差玄说》载：顷西华季政之病寒厥，其妻病热厥，前后十余年，其妻服逍遥十余剂，终无寸效。一日命余诊之，二人脉皆浮大而无力。政之曰：吾手足之寒，时时渍以热汤，渍而不能止；吾妇手足之热，终日以冷水沃而不能已者，何也？余曰：寒热之厥也。此皆得之贪饮食，纵嗜欲。遂出《内经·厥论篇》证之。政之喜曰：《内经》真圣书也！十余年之疑，今而释然，纵不服药，愈过半矣。仆曰：热厥者，寒在上也；寒厥者，热在上也。寒在上者，以温剂补肺金；热在上者，以凉剂清心火。分处二药，令服之不辍。不旬日，政之诣门谢曰：寒热之厥皆愈矣。另外，东汉·应劭《风俗通义·怪神》所载杯弓蛇影的故事，也是典型的开导解惑案例。

4.32 暗 示 诱 导

> 唐时京盛医人吴元祯治一妇人，从夫南京还，曾误食一虫，常疑之，由是致疾，频治不减。请吴医之，吴揣知所患，乃择主人姨妳中谨密一人，预戒之曰：今以药探吐，以盆盂盛之，当吐时但言有一小蛤蟆走出。然切不可令病人知之，是诳绐。妳仆如约，此疾顷除。
>
> 宋·孙光宪《北梦琐言》

暗示诱导是指医生采用含蓄、间接的方式，对患者的心理状态产生影响，以诱导患者"无形中"接受医生的治疗性意见，或通过语言等方式，剖析本质、真情，解除患者疑惑，或使其产生某种信念，或改变其情绪和行为，甚至影响生理功能，以治疗心理疾病的一种心理疗法。适用于由疑心、误解、猜测所导致的心理问题和精神疾病。

暗示诱导法包括语言暗示和借物暗示。语言暗示包括行为语言（如神态、表情、动作），如望梅止渴的典故。借物暗示可借助暗示性物品或药物（如安慰剂），诱导出某些现象或事物，以打开心结。作为实施治疗的医者需具备以下条件：第一，权威性、影响力、分析推理能力。第二，掌握丰富的社会学、生理学知识。第三，取得患者的充分信任。第四，为易受暗示者施法。第五，掌握患者的心理特点，应用谨慎而灵活。

《名医类案·癫狂心疾》载：庞安时治一富家子，窃出游娼。邻有斗者，排动屋壁，富人子大惊惧，疾走惶惑。突入市，市方陈刑尸，富人子走仆尸上，因大恐。到家发狂，性理遂错，医巫百方，不能已。庞为剂药，求得绞囚绳，烧为灰以调药，一剂而愈。

本案患者因接连受到惊吓而出现癫狂，在西医可诊断为"急性应激精神障碍"。庞安时在对病由进行详细探查的基础之上，认识到患者对官府惩罚的惧怕才是病因。因此，他首先通过语言对患者进行暗示，然后将象征官府惩罚手段的囚绳烧掉，并用权威的语言让患者将囚绳烧掉的灰烬与其病证结合起来，患者毫不犹豫地接受了暗示，最终达到了治疗癫狂的目的。

4.33 悲 能 胜 怒

怒伤肝，悲胜怒

《素问·阴阳应象大论》

《素问·阴阳应象大论》依据怒、喜、思、悲、恐五种情志分属五脏，以及五行相克的理论，提出五种情志之间具有相互制胜的关系。后世基于这种认识，发展为以情胜情的心理治疗方法，即运用某种方式诱导患者一种或多种情志刺激，以制约、消除患者的病态情志，从而治疗因情志产生的某些心身疾病。情志相胜法的核心在于掌握情志对于气机的影响，通过调整全身气机以达到治疗目的。

悲为肺志，怒为肝志。过怒则肝失疏泄，肝阳上亢，表现为胁痛、口苦、头痛、心烦、呕逆等症。悲为肺所主，"悲则气消"，且肺气以肃降为顺，肃降的肺气与升发的肝气相互对抗。故采用各种方法诱使患者产生悲伤情绪，以抑制其过怒的病态心理，所谓"悲可制怒，以怆恻苦楚之言感之"（《儒门事亲·九气感疾更相为治衍》），肝气平和，怒气则消。

《续名医类案·目》记载：杨贲亨治一贵人，患内障，性暴躁，时时持镜自照，计日责效，数医不愈。召杨诊，曰：公目疾可自愈，第服药过多，毒已流入左股，旦夕间当发毒，窃为公忧之。既去。贵人日夕视左股，抚摩，惟恐其毒发也。久之，目渐愈而毒不作。贵人以杨言不验，召诘之。对曰：医者意也，公性躁欲速，每持镜自照，心之所属，无时不在于目，则火上炎，目何由愈？故诡言令公凝神于足，则火自降，目自愈矣。

本案例中富人所患目疾，中医诊断为"内障"，相当于西医所说的白内障、青光眼、黑蒙症等眼科的心身病症。内障本可用药治疗，但又与此案患者性急欲速效，每每持镜自照，反而将注意力集中于双目而火愈盛，因而屡医不效。杨贲亨洞察病机在于情志所致的肝火上亢，而怒不消则火不能熄，故巧妙地将情志相胜疗法与心理转移法相结合，先诡言"毒发左股"而使患者日日悲忧，即运用了"悲胜怒"之法，不仅平息了患者的肝怒之火，同时也使其情志由"时时持镜自照，计日责效"，变为"日夕视左股，抚摩，惟恐其毒发"，将其对目疾的病理性过分关注转移到其他部位，促进了目疾的痊愈。

4.34 恐能胜喜

喜伤心，恐胜喜

《素问·阴阳应象大论》

恐为肾志，喜为心志。过喜会使心气涣散，而致注意力不集中，心神恍惚，健忘失眠，嬉笑不止或疯癫之症。心为火脏，肾为水脏。水克火，喜伤心，恐胜喜。通过引发患者产生恐惧心理，以抑制其过喜情绪所导致的情感失常状态。

《儒门事亲·九气感疾更相为治衍》记载：闻庄先生者，治以喜乐之极而病者，庄切其脉，为之失声，佯曰：吾取药去。数日更不来，病者悲泣，辞其亲友曰：吾不久矣。庄知其将愈，慰之。诘其故，庄引《素问》曰：惧胜喜。

本案患者由于大喜过度而患病，中医称之为"大喜之证"。张子和在《儒门事亲·九气感疾更相为治衍》中提倡采取"以迫遽死亡之言怖之"的刺激方法来诱发患者的恐惧情绪，以克制过喜等"神散"的病症。此案庄先生采取"切脉失声"与"取药数日不来"的方式营造一种患者病入膏肓、无药可救的假象，刺激其产生恐惧情绪，使病人以为自己身患重病，借助对死亡的恐惧从狂喜的病态中解脱出来。

恐胜喜的疗法，适用于癔症、欣快症、情感性精神障碍、表演型人格障碍等"喜证"患者，尤其是有些由于突如其来的高兴事而激动兴奋不已，不能自制，甚至影响工作、学习和正常生活时，采用此法往往能立即凑效。如《儒林外史》记载范进中举后，因过喜而癫，后因平时他最惧怕的岳父胡屠夫打了他一记嘴巴而治愈，即是一个典型案例。应用本法时应注意以下三点：①要因人而异选择合适的诱发刺激。②要根据病人对刺激的敏感程度，使施加的刺激超过或压倒致病的情志，或采用突然施加的强大刺激，或采用持续不断强化刺激。③实施治疗性刺激后，要适时适当给予解释安慰，以免又因恐致病。

4.35 怒能胜思

> 思伤脾，怒胜思
>
> 《素问·阴阳应象大论》

怒为肝志，思为脾志。过思则气结，可使脾失健运，运化失常，脾气呆滞，表现为神情怠倦，胸膈满闷，食少纳呆，腹胀溏泄。思伤脾，怒能胜思，采用激怒之法，合理地激发患者的怒气，使其排解情思、郁闷，从而打开心结，使病得到痊愈。

《儒门事亲·内伤形》记载：一富家妇人，伤思虑过甚，二年不寐，无药可疗。其夫求戴人治之。戴人曰：两手脉俱缓，此脾受之也，脾主思故也。乃与其夫以怒而激之，多取其财，饮酒数日，不处一法而去。其人大怒汗出，是夜困眠，如此者八九日不寤，自是而食进，脉得其平。

本案张子和认为是因思虑过度伤及心脾，心伤则神不守舍所致。他根据富贵人家对金钱的价值观，迅速设计一个适宜的治疗方案，并注意事先和患者的家属沟通协调，得到了患者家人的知情同意与配合。通过故意做些"多取其财，饮酒数日，不处一法而去"的无良医生的不道德行为，引发病妇的愤怒情绪。根据中医怒胜思的理论，怒则气得升发，被引发出来的怒气有助于疏通郁结的气机，促进脾的运化功能，气血得生，心神得养，失眠自愈。

《续名医类案·郁证》载：一女与母相爱，既嫁母丧，女因思母成疾，精神短少，倦怠嗜卧，胸膈烦闷，日常恹恹，药不应。予（韩世良）视之曰：此病自思，非药可愈。彼俗酷信女巫，巫托降神言祸福，谓之卜童。因令其夫假托贿嘱之，托母言：女与我前世有冤，汝故托生于我，一以害我，是以汝之生命克我，我死皆汝之故。今在阴司，欲报汝仇，汝病恹恹，实我所为。生则为母子，死则为寇仇。夫乃语其妇曰：汝病若此，我他往，可请巫妇卜之何如？妇诺之。遂请卜，一如夫所言。女闻大怒，垢曰：我因母病，母反害我，我何思之。遂不思，病果愈。

本案韩世良吸取了前面医生施加诸药无效的经验，根据病因和临床症状，设计了以怒胜思的治疗方案。又依据患者平日酷信巫师之言的实际情况，借巫师之嘴和卜语激怒病人，离间母女关系。变爱为恨，变恩为仇，思虑纠结被新产生的怒气替代而得以纠偏。这种通过非常手段用巫术信念取代原本正常的人间母女亲情，在当时也属无奈之举，但在今天并不可取。

4.36 喜能胜忧

忧伤肺，喜胜忧

《素问·阴阳应象大论》

喜为心志，悲忧为肺志。悲忧伤肺，喜能胜悲忧。悲忧太过则肺失宣降，肺气耗散，表现为咳喘短气，意志消沉等。累及心、脾，可致神呆痴癫，脘腹痞满，食少而呕等。采用以喜乐之法治之，可使患者欢快喜悦，以积极的情绪使机体气血和畅，阴阳协调，从而消除悲伤与忧郁情绪，达到病愈之目的。

《古今医案按·七情》记载：丹溪治陈状元弟，因忧病咳唾血，面黧色，药之十日不效。谓其兄曰：此病得之失志伤肾，必用喜解乃可愈。即求一足衣食之地处之，于是大喜，即时色退，不药而愈。由是而言，治病必求其本，虽药中其病，若不察其得病之因，亦不能愈也。

本案患者面黑咯血，郁郁寡欢，虽然用了不少药却未见疗效。朱丹溪判断其病因"失志伤肾"所致，属于基本生理心理需求未能满足一类的心病。治病必求其本，朱丹溪建议其兄帮助患者求一足衣食之地，通过满足患者生理和心理需求所带来的喜悦来解除其抑郁之情结，喜以胜忧，同时也是顺情从欲的心理疗法。

《续名医类案·痞》记载：张子和治息城司侯，闻父死于贼，乃大悲，哭之罢，便觉心痛，日增不已，月余成块，状若杯覆而大，痛不住，药无功。议用燔针炷艾，病人患（恶）之，乃求于张。张至，适巫者在其旁，乃学巫者，杂以狂言，以谑疾者。至是大笑不可忍，回面向壁，一二日心下结块皆散。张曰：《内经》言忧则气结，喜则百脉舒。又曰：喜胜悲。《内经》亦有此法治之，不知何用针灸哉？适足增其痛耳。

本案乃因悲伤过度，导致气结于心下，心口处疼痛难忍，且形成硬块如杯覆。此即情绪问题的躯体化表现，是自主神经功能失调导致胸口处至剑突下平滑肌群的异常抽搐紧张。张子和根据"喜胜悲"的理论，因地制宜，就地取材，利用了当时有巫师在做法事的现场情景，借题发挥，戏谑病人，使其笑而忘忧，气机因而疏通。从现代心理学和心身医学治疗技术的角度而言，本案也有了幽默治疗和放松疗法的成分。另外，《石山医案·忧》《名医类案·颠狂心疾》《续名医类案·郁证》等多有类似案例记载。

4.37 思 能 胜 恐

恐伤肾，思胜恐

《素问·阴阳应象大论》

思为脾志，恐为肾志。过度或突然的惊吓、恐吓会使人肾气不固，气陷于下，表现为惶惶不安，提心吊胆，神气涣散，二便失禁等。恐伤肾，思能胜恐。吴崑《黄帝内经素问吴注》曰："思深虑远则见事源，故胜恐也。又，思为脾志，土能胜水，故思能胜恐。"通过引导患者对有关事物或现象进行深入思考，以树立正确的认知，从而制约其过度恐惧心理，或由恐惧引起的躯体障碍等病变，克服过度恐惧的病态情绪。

《续名医类案·惊悸》记载：卢不远治沈君鱼，终日畏死，龟卜筮数无不叩，名医之门无不造。一日就诊，卢为之立方用药，导谕千万言，略觉释然。次日清晨又就诊，以卜当十日死。卢留宿斋中，大壮其胆，指菁山叩问谷禅师授参究法。参百日，念头始定而全安矣……情志何物？非世间草木所能变易其性。惟参禅一着，内忘思虑，外息境缘，研究性命之源，不为生死所感，是君鱼对症之大药也。

本案患者因生性多疑善虑，以致终日畏死，惶惶不安，是一例典型的死亡恐惧症。这类患者常有优柔寡断、疑虑不休，过分关注自己身体健康的性格倾向，若偶遇某些不良刺激，如听闻某熟悉的人因病去世等后，则诱发本病。卢不远对此死亡恐惧症的心理治疗，大体上可以分为三个阶段：首先是"导谕千万言"，以明其理，并初见疗效；其次，让病人留住其家以壮其胆，又破卜卦将死的虚无之言，并据实分析了当事人恐惧产生的心理病机；最后通过介绍其学习佛理和参悟禅宗，引导其正确认识人生之理，放弃对人生中的功名利禄和生死观念的执着，解除了其恐惧心理。总之，本案综合运用了西方心理疗法的精神支持疗法、认识疗法和精神分析疗法，在建立良好的医患关系的基础上，帮助当事人集中精神，理智思考，纠正错误认知，参悟生死之理，从而使其从恐惧的情绪中摆脱出来。

4.38 喜 能 胜 怒

《素问·阴阳应象大论》论以情胜情基于五行相克原理，然情志之间的相互制约关系并不局限于此，只要具有相互制约关系的情志，均可用于情绪矫治。

作者

喜胜怒是指用喜悦、愉快的情绪来克制过于愤怒的情绪或由过度愤怒导致的疾病。

《古今医案按·怒》记载：项关令之妻，病怒，不欲食，常好叫呼怒骂，欲杀左右，恶言不辍。众医处药，半载无功。戴人（张从正）视之，曰：此难以药治。乃使二娟，各涂丹粉作伶人状，其妇大笑。次日，又令作角抵，又大笑。复于其旁，常以两个能食之妇，夸其食美，此妇亦索其食一尝之。不数日，怒减食增而瘥。

本案患者表现为"病饥不欲食，常好叫呼怒骂，欲杀左右，恶言不辍"等一系列的精神运动性兴奋躁动和疑似被害妄想的症状，众医生用药治疗半年之久无效。张子和不拘古法，采用了"喜胜怒"的治疗方法，用女仆幽默的打扮和滑稽的摔跤行为引发了患者的大笑，因而制约了患者呼号叫骂、恶言不断的愤怒。同时采用了行为模仿疗法，选择"两个能食之妇，夸其美食"的人作为示范者，病妇通过观察旁边的示范者能吃、大吃美食的情形，促使她恢复进食的欲望和行为；两个妇女对美味佳肴的夸赞，更是一种"代偿性强化"或"替代强化"，进一步诱发了病妇进食的行为。

怒与喜为彼此相反的情志，喜能胜怒，怒也能胜喜，通过诱发愤怒的情绪来治疗过喜所导致的心身疾病。如《续名医类案·哭笑》记载：邱汝诚治女子恒笑不止，求诊，问生平所爱何衣，令着之，使母与对饮，故滴酒沾其裙。女大怒，病遂瘥。

本案以行为逆情激怒，妙在使其母沾污其裙，因慈母之前多无顾忌，可使其尽量发怒，从而抵消了过分喜悦的情绪而病愈。

另外，《名医类案·郁》尚有恐胜悲思的案例记载：州监军病悲思，郝允告其子曰：法当得悸即愈。时通守李宋卿御史严甚，监军向所惮也。允与子请于宋卿，一造问，责其过失，监军惶怖汗出，疾乃已。

本案亦未用五行相克的传统套路，而是对患者实施了"恐胜悲思"的方法，即是通过恐惧的刺激引导患者出汗，通过出汗而使郁结之气发散，达到疏肝解郁的治疗目的。

4.39 恐 能 治 诈

> 诈病者，非善人，以言恐之，使其畏惧则愈。医者意也，此其是欤。
>
> 宋·成无己《注解伤寒论·平脉法》

《伤寒论·平脉法》曰："设令向壁卧，闻师到不惊，起而盼视，盖三言三止。脉之，咽唾者，此诈病也。设令脉自和，处言：此病大重，当须服吐下药，针灸数十百处乃愈。"章虚谷《伤寒论本旨》解释说："向壁卧，其人安静也；不惊而起左右盼视，身健心清也；问其病状，三言三止，吞吐支吾，无痛苦可说也；脉之咽唾，无呻吟声，而脉自和，则灼知其为诈病矣。即以危言恐之，彼畏毒药针灸，其病自愈，是以诈治诈之妙法也。"

诈病也叫假病，是为了逃避外界某些不利于个人的情境，摆脱某种责任或获得某种利益，故意模拟或夸大躯体或精神障碍或伤残的行为。古代医家常采用恐以治诈、以诈治诈的方法，最善用此法者当推明代医家张介宾。特举一案如下。

《景岳全书·杂证谟·诈病》记载：予在都中时，一相契金吾公，蓄二姬，其一则燕姬也，有母随之。一日二姬相竞，燕姬理屈，其母助恶，叫跳撒赖，遂至气厥若死，乃令一婢抱持而坐，自暮及旦，绝无苏意。清晨延予疗之。予初入室，见其肉厚色黑，面青目瞑，手撒息微，及诊其脉，则伏渺如脱，亦意其真危也。斯时也，欲施温补，则虑其大怒之后，逆气或有未散；欲加开导，则虑其脉之似绝，虚极有不能胜。踌躇未决，乃请复诊。及入室再见，则不若前次之撒手，而十指交叉，抱腹仰坦于婢者之怀。因疑其前番撒手，今既能又手，岂他人之所为乎？及著手再诊，则似有相嫌不容之意，而拽之不能动，此更可疑也。因出其不意，卒猛一扯，则顿脱有声，力强且劲。由是前疑始释，谓其将死之人，岂犹力有如是乎？乃思其脉之若此者，或以肉厚气滞，此北人禀赋多有之也；或以两腋夹紧，此奸人狡诈亦有之也。若其面青息微，则怒气使然，自不足怪。识见既定，因声言其危，使闻灸法，以恐胜之。遂先投一剂，到咽即活。次日会公，因询予曰：日昨之病，固料其势必危矣。然谓其为真邪，则何以药甫其唇，而效之峻速有如此？谓其为假耶，则何以能终夜做作，而形证之肖似有如此？昨公所用之药，果亦有何玄秘否？是皆不能无疑也。予曰：予之玄秘，秘在言耳。但使彼惧，敢不速活。《经》曰忧可胜怒，正此谓也。是可见人情之巧，其有最难测者皆如此，使昨非再诊而再察之，则予亦几为所诳矣。

本案燕姬因生气而装死，张介宾复诊识破假象，故"因声言其危，使闻灸法，以恐胜之"，此即《景岳全书·杂证谟·诈病》所记载上一案例中所言："此病危矣，使非火攻，必不可活；非用如枣如栗之艾，亦不可活；又非连灸眉心、人中、小腹数处，亦不可活，余寓有艾，宜速取来灸之。"以言恐之，使其畏惧而诈病得愈。

4.40 惊者平之

冲击疗法，亦称满灌疗法，是将病人置于能够诱发强烈焦虑或恐惧的情境（通常是真实的生活情境）之中，借此通过消退原则去除其有关的问题行为。

车文博《心理咨询大百科全书》

《素问·至真要大论》提出"惊者平之"，本义是指针对惊悸不安的病证，用镇静安神法治之，用药如珍珠、生龙骨、生牡蛎、朱砂、磁石之类。

郭某，女，16岁。一年来时发昏厥，每7～10天发作1次。发病前或有短暂的表情呆滞，或发出一声惊呼，随即仆倒，肢体僵硬，闭目而呼吸气促，经2～5分钟可复苏。平时胆小易惊，其本来熟悉的叔父进家，曾将她吓得钻入床底躲藏。睡眠不实，多梦话。月经正常，大便干燥，四五日一行。舌红苔薄白，脉弦细略数。脑电图正常。曾服抗癫痫西药无效。证属胆经痰热，神魂不藏。拟清化胆经痰热，佐以重镇。用柴芩温胆汤加味：柴胡8g，枯黄芩12g，青陈皮各6g，茯苓12g，炒枳实10g，淡竹茹8g，石菖蒲10g，生大黄2g，生龙牡各15g，炙甘草6g，知母10g，草果10g，半夏10g。10剂，每日1剂，水煎分2次温服。2周后复诊：昏厥未发作，睡眠较前安稳，大便正常。再予琥珀抱龙丸20丸，每日早晚各1丸。病愈①。本例用清化痰热佐以重镇之药，乃"平惊"常用之法。初以清热化痰佐以重镇之药，待其内热渐退之后，改用"琥珀抱龙丸"渐"平"之。

张子和则将"惊者平之"引申为一种行为疗法。《儒门事亲》卷七载一典型案例：卫德新之妻，旅中宿于楼上，夜值盗劫人烧舍，惊堕床下，自后每闻有响，则惊倒不知人。家人辈蹑足而行，莫敢冒触有声，岁余不痊。诸医作心病治之，人参、珍珠及定志丸皆无效。戴人见而断之曰：惊者为阳，从外入也；恐者为阴，从内出。惊者为自不知故也，恐者自知也。足少阳胆经属肝木，胆者敢也，惊怕则胆伤矣。乃命二侍女执其两手，按高椅之上，当面前下置一小几。戴人曰：娘子当视此。一木猛击之，其妇大惊。戴人曰：我以木击几，何以惊乎？伺少定击之，惊也缓。又斯须连击三五次，又以杖击门，又暗遣人画击背后之窗，徐徐惊定而笑曰：是何治法？戴人曰：《内经》云惊者平之，平者，常也。平常见之，必无惊。是夜使人击其门窗，自夕达曙。夫惊者，神上越也。从下击几，使之下视，所以收神也。一二日虽闻雷亦不惊。

本例惊吓属于由外界刺激所引起的应激反应或急性应激障碍。张子和吸取了其他医生内服药物疗效不佳的经验，根据"惊者平之"的治则，确立了适合惊症的行为疗法。从操作程序和方法上来看，与西方行为主义心理学的冲击疗法基本相同。通过白天和晚上两个阶段的冲击治疗，以达到快速系统脱敏的目的。

---

① 翟双庆，王长宇．王洪图内经临证发挥[M]．北京：人民卫生出版社，2006：321.

5　典型案例分析篇

　　本篇选择古今名家典型医案，试图从哲学思维方法、一般思维方法、理论思维方法以及临床思维方法的角度，从诊治获得疗效与误诊、误治两个层面，分析不同医家在具体疾病诊治过程所采用的思维方法，此亦是对传统中医病案分析的一种初步尝试。

5.1　气虚夹湿麻木案

　　《名医类案·麻木门》载：东垣治一妇，麻木，六脉中俱得弦洪缓相合，按之无力。弦在其上，是风热下陷入阴中，阳道不行。其证闭目则浑身麻木，昼减夜甚，觉而目开则麻木渐退，久则止，惧而不睡，身体重，时有痰嗽，觉胸中常是有痰而不利，时烦躁，气短促而喘，肌肤充盛，饮食、大小便如常，惟畏麻木不敢合眼为最苦。观其色脉形病，相应而不逆。经曰：阳病瞑目而动轻，阴病闭目而静重。又云：诸病皆属于目。《灵枢》曰：开目则阳道行，阳气遍布周身，闭目则阳道闭而不行，如昼夜之分。知其阳衰而阴旺也。且麻木为风，皆以为然，细校之则有区别耳。久坐而起，亦有麻木，喻如绳缚之人，释之觉麻作，良久自已。以此验之，非有风邪，乃气不行也。不须治风，当补肺中之气，则麻木自去矣。如经脉中阴火乘其阳分，火动于中而麻木，当兼去其阴火则愈矣；时痰嗽者，秋凉在外，湿在上而作也，宜以温剂实其皮毛；身重脉缓者，湿气伏匿而作也，时见躁作，当升阳助气、益血，微泻阴火，去湿，通行经脉，调其阴阳则已，非脏腑之本有邪也。遂以补气升阳和中汤主之。

　　黄芪五钱，人参三钱，炙甘草四钱，陈皮二钱，当归身二钱，生草根一钱（去肾热），佛耳草四钱，白芍三钱，草豆蔻一钱半（益阳退寒），黄柏一钱（酒洗，除湿泻火），白术二钱，苍术钱半（除热调中），白茯苓一钱（除湿导火），泽泻一钱（用同上），升麻一钱（行阳明经），柴胡一钱。右㕮咀，每服三钱，水二大盏，煎至一盏，去渣，稍热服，早饭后午饭前服之。至八贴而愈。

　　分析：

　　（1）知常达变。麻木多由风所致，既可以是风中经络的外风，也可以是血虚或肝阳化风之内风，所谓"麻木为风，皆以为然"。然常中有变，本案麻木则非风所为，乃气虚湿痰阻滞，诚所谓麻属气虚（东垣论点），木属湿痰死血（丹溪论点）。

　　（2）经验思维。经验思维是指经验认识的延伸和拓展，是一种从实际经验出发思考和解决问题的、比较初级的思维类型，它是人类把握自身与世界关系的最普遍、最基本的方式。本案基于"久坐而起，亦有麻木，喻如绳缚之人，释之觉麻作，良久自已"的日常生活经验，判定此案麻木的原因并非为风，乃气不行也。

　　（3）时间节律。就时空关系而言，中医无论是对人体生理、病理的分析，还是诊断和治疗行为，都具有明显的时间性特征，时间性被中医理解为人的基本存在方式，是健康的本性之一，时态性就成了判断生理健康与否和病因的标准之一。本例正是从卫气昼夜运行节律的角度分析病机，其麻木昼轻夜重，觉而目开则麻木渐退，与卫气运行紊乱密切相关。肺参与卫气的生成与输布，卫气昼行于阳，夜行于阴。开目则阳道行，卫气遍布周身，闭目则阳道闭而不行。今肺受邪阻，或肺气虚弱，卫气生成与运行障碍，入夜不能达于阴经，故麻木昼轻而夜重，甚则不敢闭目。《素问·风论》言："卫气有所凝而不行，故其肉有不仁也。"

（4）气能行津。从气与津液的关系而言，气能推动津液的运行。今肺气亏虚，输布津液失司，痰湿阻滞，故见身体重、时有痰嗽。治疗总以补肺气，祛痰湿为大法。

（5）培土生金。脾为后天之本，气血生化之源，从五行关系而言，脾土生肺金，二者为母子关系。故补肺不忘补脾，培土以生金。方用补气升阳和中汤，主取参、芪、术、草补益中气，更以升、柴辅之，以益气升提，兼以苍术、茯苓、泽泻、佛耳草祛痰止嗽，佐以白芍、黄柏滋阴泻火，当归补血活血通脉，组方合拍，故8剂即瘥。

5.2 肠风下血案

《寓意草》载：陈彦质患肠风下血，近三十年，体肥身健，零星去血，旋亦生长，不为害也。旧冬忽然下血数斗，盖谋虑忧郁，过伤肝脾，肝主血，脾统血，血无主统，故出之暴耳。彼时即宜大补急固，延至春月，则木旺土衰，脾气益加下溜矣，肝木之风与肠风交煽，血尽而下尘水，水尽而去肠垢，垢尽而吸取胃中所纳之食，汩汩下行，总不停留变化，直出如箭，以致肛门脱出三五寸，无气以收。每以热汤浴之，睁叫托入，顷之去后，其肛复脱。一昼夜下利二十余行，苦不可言。面色浮肿，夭然不泽，唇焦口干，鼻孔黑煤，种种不治，所共睹矣。仆诊其脉，察其症，因为借箸筹之，得五可治焉。若果阴血脱尽，则目盲无所视，今双眸尚炯，是所脱者下焦之阴，而上焦之阴犹存也，一也；若果阳气脱尽，当魄汗淋漓，目前无非鬼像，今汗出不过偶有，而见鬼亦止二次，是所脱者脾中之阳，而他脏之阳犹存也，二也；胃中尚能容谷些少，未显呕吐、哕逆之症，则相连脏腑未至交绝，三也；夜间虽艰于睡，然交睫时亦多，更不见有发热之候，四也；脉已虚软无力，而激之间亦鼓指，是禀受原丰，不易摧朽，五也。但脾脏大伤，兼以失治旷日，其气去绝不远耳。经云：阳气者，如天之与日，失其所，则折寿而不彰。今阳气陷入阴中，大股热气从肛门泄出，如火之烙，不但失所已也。所以犹存一线生意者，以他脏中未易动摇，如辅车唇齿，相为倚藉，供其绝乏耳。夫他脏何可恃也？生死大关，全于脾中之阳气复与不复定之。阳气微复，则食饮微化，便泄微止，肛门微收；阳气全复，则食饮全化，便泄全止，肛门全收矣。然阴阳两竭之余，偏驳之药既不可用，所藉者必参术之无陂，复气之中即寓生血，始克有济。但人参力未易办，况才入胃中即从肠出，不得不广服以继之，此则存乎自裁耳。于是以人参汤调赤石脂末服之，稍安；次以人参、白术、赤石脂、禹余粮为丸服之，全愈。其后李萍槎先生之病，视此尚轻数倍，乃见石脂、余粮之药骇而不用，奈之何哉？

胡卣臣先生曰：似此死里求生，谁不乐从？其他拂情处，不无太直，然明道之与行术则径庭矣。

分析：

（1）逻辑思维。本案对病机的分析逻辑甚为严谨，特别是对五种可治征象的分析，从患者"双眸尚炯"，幻觉仅为偶有，判断未"失神"；汗出偶有，断阳气未绝；尚能少量进食，断胃气未绝；虽有失眠但尚能入睡，且无发热，则断为阴阳未离绝；脉虽虚软但尚有根，"激之鼓指"，说明先天禀赋较丰厚，体质较好。由此充分体现了医生逻辑思维的能力及其在临床诊治中的价值。

（2）重视后天。本案患者下血量大（"数斗"）、日久（从冬至春），气随血脱，气损及阳，血损及阴，阴阳两虚，病情已极其严重。治疗以调中补虚为主，重视后天之本，所谓"生死大关，全于脾中之阳气复与不复定之"，故用理中汤温阳健脾，赤石脂色赤入血分，功专止血涩肠而治。

（3）汤急丸缓。本案先用汤剂，后以丸药调养而愈。这也符合《汤液本草·东垣先生用药心法》所言"汤者，荡也，去大病用之"，多用于大病、急重病；"丸者，缓也，不能速去之，其用药之舒缓而治之意也"，多用于慢性、虚损性疾病调养的原则。

（4）气能生血。气为血帅，能够生血、摄血，中医言"有形之血难以速生，无形之气所当急固""补气在补血之先，养阳在滋阴之上"，故本案治疗亦以补气温阳为主，即"所藉者必参术之无陂，复气之中即寓生血"。

（5）用药平和。本案"阴阳两竭之余，偏驳之药既不可用"，用药不可过分温燥或滋腻，重在用人参、白术补气生血，平调阴阳。

5.3 产后感邪案

《杏轩医案·医案初集》载许静亭翁夫人产后感邪，重用清下治验。丹溪云：产后当以大补气血为主，他证从末治之。言固善矣，然事竟有不可执者。乾隆乙巳仲夏，岩镇许静亭翁夫人病，延诊。据述产后十二朝，初起洒淅寒热，医投温散不解，即进温补，病渐加重，发热不退，口渴心烦，胸闷便闭。时值溽暑，病人楼居，闭户塞牖。诊脉弦数，视舌苔黄。告静翁曰："夫人病候，乃产后感邪，医药姑息，邪无出路，郁而为热。今日本欲即用重剂清解，恐生疑畏，且与一柴胡饮试之，但病重药轻，不能见效，明早再为进步。"并令移榻下楼，免暑气蒸逼。诘朝视之，脉证如故，舌苔转黑。众犹疑是阴证。予曰："不然。阴阳二证，舌苔皆黑。阴证舌黑，黑而润滑，病初即见，肾水凌心也；阳证舌黑，黑而焦干，热久才见，薪化为炭也。"前方力薄，不能胜任，议用白虎汤加芩连。饮药周时，家人报曰："热退手足微冷。"少顷又曰："周身冷甚。"静翁骇然，亦谓恐系阴证，服此药必殆。予曰："无忧。果系阴证，前服温补药效矣，否则昨服柴胡饮死矣，安能延至此刻？此即仲景所谓热深厥亦深也。姑待之。"薄暮厥回，复热烦渴，欲饮冷水。令取井水一碗与饮，甚快。予曰："扬汤止沸，不若釜底抽薪。"竟与玉烛散下之。初服不动，再剂便解黑矢五六枚，热势稍轻，改用玉女煎数剂，诸候悉平，调养经月而愈。众尚虑其产后凉药服多，不能生育。予曰："无伤。经云有故无殒。"至今廿载，数生子女矣。

分析：

（1）辩证思维：本案辩证思维体现在三个方面：一是基于中国古代哲学常变观的知常达变思维。一般产后多虚，宜以温补为主，所谓"产后当以大补气血为主"。然常中有变，该案患者产后十二日为外邪所感，其时正当溽暑凌人，病家为慎风寒又闭户塞牖，乃产后阴血亏虚，又感受暑热之邪，治当用辛凉散热。又因温散、温补误治，导致阳结而便闭之候，权衡其变，而重用清下以治。二是一分为二的阴阳分析方法。《景岳全书·传忠录》曰："凡诊病施治，必须先审阴阳，乃为医道之纲领。"本案明辨阴阳之大纲，指出："阴阳二证，舌苔皆黑。阴证舌黑，黑而润滑，病初即见，肾水凌心也；阳证舌黑，黑而焦干，热久才见，薪化为炭也。"三是"有故无殒亦无殒"，强调"有是故而用是药""有病则病受之"，也充分体现了中医辩证思维的特点。

（2）取象比类：即以自然物象或人工意象为工具，基于"象"的相似性，进行类比说理或类比推理的一种思维方法。本案提出"扬汤止沸，不若釜底抽薪"，针对阳结而便闭之证，方用玉烛散（四物汤与调胃承气汤合方）养血清热，泻积通便，以图釜底抽薪，即体现了以物象为工具的象思维的特点。

（3）试探诊法：程氏鉴于前治之非，本欲重剂清解，恐生疑畏，为稳妥见，先投以辛凉轻剂之柴胡饮试治，以清其外邪内火。

（4）逻辑思维：在对病证阴阳属性的分析中，即使用了充分条件假言推理。

> 如果是阴证，那么服用温补药应该有效。
> 现服用温补药无效而病情加重。
> ——————————————————————
> 所以，此患者的病证不是阴证。

> 如果是阴证，那么服用寒凉药则病危。
> 现服用辛凉轻剂而并未病危。
> ——————————————————————
> 所以，此患者的病证不是阴证。

5.4 内寒外热案

谢映庐《得心集医案》载：胡生考成，夜半潮热，头脑晕痛，脉来浮数，舌心带燥，似表有热邪。然其平时面色失华，声音不扬，知为中虚之体，不敢清散，姑以六君去术加金钗与之。是夜潮热愈炽，口出谵语。次早再诊，脉仍浮数，目赤舌刺，汗出透衣，开目谵语，昏不知人，小水赤色，大便不通。种种见症，颇似实热。但潮热虽重，尚可覆被；舌虽干刺，不喜冷水，与粥一杯，便如虎嗜，再啜发呕。参诸平时声色，而又发自半夜，知其表虽热而里实寒。若果阳明实热见此症候，便扬手掷足，安得覆被昏睡耶？又安得渴不消水，啜粥辄呕耶？昔喻嘉言有谓热邪既盛，真阳复虚，此是真阳既虚，而热邪复盛耳。授以益元汤，原方中姜、附、参、草、艾叶、葱白回阳补虚，合乎甘温能除大热之旨，浮火之泛，有黄连折之，阴气下竭，有知母滋之。且二味苦寒，更借以制姜、附之猛烈，庶于口干舌刺之症，服之坦然无碍。若夫大汗伤津，有麦冬、五味生精敛液，仍以姜、枣和谐营卫，更入童便冷服者，犹恐格阳之症，拒药不入，合乎热因寒用。其始则同，其终则异，统而言之，究归清补之药耳。一剂诸款悉减，再剂热退身凉。但愈后虽健，调理之药，大剂养荣汤，迭服数十剂，始获如原。盖由少年禀赋不足故耳。

益元汤《活人》

附子、艾叶、干姜、麦冬、五味、知母、黄连、人参、甘草、姜、枣、童便、葱白。冷服。

分析：

（1）寒热辨证。本案乃真假疑似的病证，即真寒假热、真虚似实，其对真假的辨别，着眼于三个方面：一是从症状特征分析，如"潮热虽重，尚可覆被；舌虽干刺，不喜冷水"，确是抓住了辨别的关键；二是着眼于患者的体质，即"平时面色失华，声音不扬，知为中虚之体"，其发病"盖由少年禀赋不足故耳"；三是从潮热的发作时间辨析，潮热"发自半夜"阴盛阳虚之时，说明疾病当为阴盛阳衰之证，夜半时阴更盛而阳更虚，虚阳浮越，故发潮热。

（2）逻辑思维。在对病证寒热真假的辨析时，采用了充分条件假言推理的方法。

> 如果是阳明实热证，患者当扬手掷足，不覆衣被。
>
> 现患者覆被昏睡。
> ——————————————————————
> 所以，此患者不是阳明实热证。
>
> 如果是阳明实热证，患者当喜饮冷水。
>
> 现患者不喜饮冷水。
> ——————————————————————
> 所以，此患者不是阳明实热证。

（3）热因热用。即用温热性质的药物治疗其表象为热的病证。本案病机为"真阳既虚，而热邪复盛"，治用益元汤，所谓"原方中姜、附、参、草、艾叶、葱白回阳补虚，合乎甘温能除大热之旨"。益元汤出自朱肱《类证活人书》，《伤寒六书》谓本方"治有患身热，头疼全无，不烦便作躁闷面赤，饮水不得入口。庸医不识，呼为热证而用凉药，误死者多矣。殊不知元气虚弱，是无根虚火泛上，名曰戴阳证"。

（4）方证对应。本案初诊用六君子汤去白术加石斛，意在平调缓进，但是药轻病重，虚阳上浮，于是改用益元汤甘温苦寒并用，以人参、甘草、大枣益气养血，干姜、附子、葱白、艾叶通阳散寒，又以黄连清心，童便咸寒，引导虚火下潜，知母、麦冬、五味子清肺敛阴。其中也反映了用药相反相成的辩证思维方法，即借黄连、知母之苦寒，"以制姜、附之猛烈，庶于口干舌刺之症，服之坦然无碍"。

（5）服药反佐。即热药凉服，寒药温服，以防止药性与病性格拒，出现服药呕吐的一种方法。本案治疗真寒假热之证，"入童便冷服者，犹恐格阳之症，拒药不入，合乎热因寒用"，即是热药凉服的反佐方法。

（6）愈后康复。本案乃"由少年禀赋不足"而发病，故疾病治愈后，又着眼于体质调理，服用"大剂养荣汤，迭服数十剂"，以促使患者进一步康复。

5.5 目疾擦足案

清·小横香室主人《清朝野史大观·清代述异》载：某公子生二十余年，素席丰厚，父为某省制军，是秋登贤书，贺者盈门，公子两目忽红肿，痛不可忍。延天士诊之，天士曰："目疾不足虑，当自愈。愈后七日内，足心必生痛毒，一发则不可治。"天士平日决死生如烛照，不差累黍，公子闻是言，不觉悲惧求救。天士曰："此时不暇服药，当先拟方散毒，如七日内不发，方可再议。"急求其方，曰："息心静坐，以左手擦右足心三十六遍，以右手擦左足心三十六遍，每日如此七次，俟七日后再来诊治。"如法至七日，延天士视之，曰："目疾如先生言已愈矣，未审痛毒能不发否？"天士笑曰："前言发毒者妄也，公子为富贵中人，事事如意，所惧者死耳，惟以死动之，则他念俱绝，一心注足，手擦足则心火下行，目疾自愈。不然，心益躁，目益痛，虽日服灵丹，庸有效乎？"公子笑而厚酬之。

分析：

（1）整体思维。《灵枢·终始》曰："病在上者下取之，病在下者高取之，病在头者取之足。"基于人体上下的关联性，取足少阴肾经涌泉穴按摩，在下补肾，在上交济心火，引热下行。

（2）开导解惑。首先，"告之以其败"以擒其心。所谓"愈后七日内，足心必生痛毒，一发则不可治"，如此打动了个性骄妄的公子，"公子闻是言，不觉悲惧求救"。这样，便产生了自觉进行自我按摩治疗的动力。其次，顺势利导，"语之以其善，导之以其所便"，要求当事人息心静坐，每天自我按摩七次，其目的就是让当事人通过自我治疗了解自己的病因，顿悟人患病之机理。所谓"息心静坐"，当具有"内观"治疗之功效，可以想象，通过叶天士这番巧妙设计的治疗，这位家境优越的公子不仅治好了眼疾，更提高了人生的境界。

5.6 胁 疼 案

张锡纯《医学衷中参西录》载：陈锡周，安徽人，寓天津一区，年六旬，得胁下作疼证。

病因：素性仁慈，最喜施舍，联合同志共捐钱开设粥场，诸事又皆亲自经管。因操劳过度，遂得胁下作疼病。

证候：其疼或在左胁，或在右胁，或有时两胁皆疼，医者治以平肝、舒肝、柔肝之法皆不效。迁延年余，病势浸增，疼剧之时，觉精神昏愦。其脉左部微细，按之即无，右脉似近和平，其搏动之力略失于弱。

诊断：人之肝居胁下，其性属木，原喜条达，此因肝气虚弱不能条达，故郁于胁下作疼也。其疼或在左或在右者，《难经》云：肝之为脏，其治在左，其藏在右胁右肾之前，并脊著于脊之第九椎（《金鉴》刺灸篇曾引此数语，今本《难经》不知被何人删去）。所谓藏者，肝脏所居之地也；谓治者，肝气所行之地也。是知肝虽居右，而其气化实先行于左。其疼在左者，肝气郁于所行之地也；其疼在右者，肝气郁于所居之地也；其疼剧时精神昏愦者，因肝经之病原与神经有涉也（肝主筋，脑髓神经为灰白色之筋，是以肝经之病与神经有涉）。治此证者，当以补助肝气为主，而以升肝化郁之药辅之。

处方：生箭芪五钱，生杭芍四钱，玄参四钱，滴乳香（炒）三钱，明没药（不炒）三钱，生麦芽三钱，当归三钱，川芎二钱，甘草钱半。共煎汤一大盅，温服。

方解：方书有谓肝虚无补法者，此非见道之言也。《周易》谓："同声相应，同气相求。"愚尝以此理推之，确知黄芪当为补肝之主药，何则？黄芪之性温而能升，而脏腑之中秉温升之性者肝木也，是以各脏腑气虚，黄芪皆能补之，而以补肝经之气虚，实更有同气相求之妙，是以方中用之为主药。然因其性颇温，重用之虽善补肝气，恐并能助肝火，故以芍药、玄参之滋阴凉润者济之。用乳香、没药者，以之融化肝气之郁也。用麦芽、川芎者，以之升达肝气之郁也（麦芽生用有升达之力）。究之，无论融化升达，皆通行其经络，使之通则不痛也。用当归者以肝为藏血之脏，既补其气，又欲补其血也。且当归味甘多液，固善生血；而性温、味又兼辛，实又能调和气分也。用甘草者，以其能缓肝之急，而甘草与芍药并用，原又善治腹疼，当亦可善治胁疼也。

再诊：将药连服四剂，胁疼已愈强半，偶有疼时亦不甚剧。脉象左部重按有根，右部亦较前有力。惟从前因胁疼食量减少，至此仍未增加。拟即原方再加健胃消食之品。

处方：生箭芪四钱，生杭芍四钱，玄参四钱，于白术三钱，滴乳香（炒）三钱，明没药（不炒）三钱，生麦芽三钱，当归三钱，生鸡内金（黄色的捣）二钱，川芎二钱，甘草钱半。共煎汤一大盅，温服。

三诊：将药连服四剂，胁下已不作疼，饮食亦较前增加，脉象左右皆调和无病。惟自觉两腿筋骨软弱。此因病久使然也。拟再治以舒肝健胃，强壮筋骨之剂。

处方：生箭芪四钱，生怀山药四钱，天花粉四钱，胡桃仁四钱，于白术三钱，生明没药三钱，当归三钱，生麦芽三钱，寸麦冬三钱，生鸡内金（黄色的捣）二钱，真鹿角胶三钱。药共十一味，将前十味煎汤一大盅，再将鹿角胶另用水炖化和匀，温服。

效果：将药连服十剂，身体浸觉健壮。遂停服汤药，俾用生怀山药细末七八钱，或至一两，凉水调和煮作茶汤，调以蔗糖令其适口，当点心服之。服后再嚼服熟胡桃仁二三钱，如此调养，宿病可以永愈。

分析：

（1）气虚则阻。古人基于对河水流动速度与水量大小之间关系的体悟，类推认为人体气血的运行亦与气血量的多少密切相关。韦协梦《医论三十篇》提出了"气不虚不阻"的命题，其论证说："譬如江河之水，浩浩荡荡，岂能阻塞？惟沟浍溪谷水浅泥淤，遂至雍遏。不思导源江河，资灌输以冀流通，惟日事疏凿，水日涸而淤如故。"对气虚的病机、治法做了形象而微妙的阐述。本案胁疼乃"因肝气虚弱不能条达，故郁于胁下作疼也"，正是气虚推动无力而阻滞所致，故治疗重在补助肝气。

（2）肝生于左。《素问·刺禁论》提出了"肝生于左"的命题，认为肝气从左而升，肺气从右而降，相反相成，共同调节着人体气机的升降。本案即依据肝居于右而其气行于左之理，阐述两侧胁痛的病机，认为"其疼在左者，肝气郁于所行之地也；其疼在右者，肝气郁于所居之地也"，对传统中医理论的应用可谓匠心独到。

（3）同气相求。此是古人根据事物之间特征、效能甚或时空相关，对事物进行归类的一种方法。本案论黄芪能够补肝气，即采用了同气相求的思维方法。认为"黄芪之性温而能升，而脏腑之中秉温升之性者肝木也，是以各脏腑气虚，黄芪皆能补之，而以补肝经之气虚，实更有同气相求之妙，是以方中用之为主药"。

（4）阴阳相济。中医用药十分讲究药物之间的"七情合和"关系，其中富有辩证思维的特征，如寒热、润燥、升降的相反相成等，以趋利避害，发挥最佳治疗作用。本案论黄芪的配伍说："因其性颇温，重用之虽善补肝气，恐并能助肝火，故以芍药、玄参之滋阴凉润者济之。"即体现了阴阳相济，以求中和平衡的思想。

（5）痛则不通。李东垣《医学发明·本草十剂·泄可去闭葶苈大黄之属》曰："通则不痛，痛则不通，痛随利减，当通其经络，则疼痛去矣。"本案对胁痛的治疗原则，即依据"通则不痛"之思路，所谓"无论融化升达，皆通行其经络，使之通则不痛也"。当然，中医对疼痛病机的认识尚有"不荣则痛"一说，此与"不通则痛"不仅相互补充，而且二者又相互影响。如气血亏虚在不荣的同时，也存在着不通的现象；气血闭阻不通，同样也存在不荣的现象。本案究其实质，也是两种情况并存。

（6）方法移植。即借鉴另一领域的方法，以解决面临的新问题的一种思路。本案中言"甘草与芍药并用，原又善治腹疼，当亦可善治胁疼也"，即是一种方法移植使用。当然，芍药甘草汤酸甘化阴，滋阴养血，缓急止痛，临床还可用于胃肠痉挛、慢性萎缩性胃炎、胃肠神经官能症、腓肠肌痉挛、颈椎病、坐骨神经痛、痛经等多种疼痛性病症。

（7）治随证变。《伤寒论》第16条云："观其脉证，知犯何逆，随证治之。"强调在动态中随时把握病机的变化，在治疗中做到证机相合，方证病机皆相应，才能取得好的疗效。本案前后四诊根据用药后的病情变化，及时调整治法、方药，即体现了治随证变的思想。

（8）愈后防复。本案在疾病基本告愈后，采用食疗调养以巩固疗效，药物治疗与食疗相结合，也是愈后防复的一种有效方法。

当然，由于历史时代的局限性，本案也借用了一些当时能够熟悉的西医学知识解释相关病机，如言"肝主筋，脑髓神经为灰白色之筋，是以肝经之病与神经有涉"，今天看来则不尽完备，但也不必过分苛求古人。

5.7　胸痹虚痛案

《冉雪峰医案》载：武昌宋某，患胸膺痛数年，延予诊治。六脉沉弱，两尺尤甚。予曰：此为虚痛，胸中为阳气所居。经云上焦如雾，然上天之源，在于地下，今下焦虚寒，两尺沉弱而迟，在若有若无之间，生阳不振，不能化水为气，是以上焦失其如雾之常，虚滞作痛。治此病，宜摆脱气病套方，破气之药，固在所禁，顺导之品，亦非所宜。盖导气始服似效，久服愈导愈虚，多服1剂，即多加虚痛。胸膺为阳位，胸痛多属心阳不宣，阴邪上犯，脉弦，气上抢心，胸中痛，仲景用栝楼薤白汤泄其痞满，降其喘逆，以治阴邪有余之证。此证六脉沉弱，无阴邪盛之弦脉，胸膺作痛即非气上撞心，胸中痛之剧烈，与寻常膺痛迥别。病在上焦，病源在下焦，治法宜求之中焦。盖执中可以运两头，且得谷者为后天之谷气充，斯先天之精气足，而化源有所资生。拟理中汤加附子，一启下焦生气；加吴茱萸，一振东土颓阳。服10剂后，脉渐敦厚，痛渐止，去吴黄，减附子，又服20余剂痊愈，数月不发。次年春赴乡扫墓，因外感牵动又作，体质素弱，真气未能内充，扶之不定，而况加以外邪，嗣后再发，再治再愈。治如前法，与时消息，或温下以启化源，或温上以宣化机，或温中以培生生之本，又或引申宣发，合上下而进退之，究之时仍微发，未能除根。盖年逾八八，肾气就衰，未能直养无害，经进一步筹划，觉理中加附子虽曰对证，而参、术呆钝，徒滞中焦；桂、附刚烈，反伤阴液。因借镜虚劳而悟到仲景小建中汤刚中之柔，孙处士复脉汤柔中之刚，纯在凌空处斡旋，不以阳求阳，而以阴求阳，自于阴中生出阳来。丸剂常饵，带病延年，克享遐龄，于此盖不无帮助。

分析：

（1）常变思维。中医学在归纳生命活动规律，总结医疗经验，建构中医理论体系，以及临床诊疗的实践过程中，始终围绕着"常"与"变"的关系而展开，并在对"常"与"变"关系的把握中，充分体现了"常"与"变"之间对立统一的辩证关系以及以常知变的方法论特点。本案的常变思维体现在：一是知常达变。胸痹多因心阳不宣，阴邪上犯，仲景创栝楼薤白汤类方治疗。而本案患者六脉沉弱，无阴邪盛之弦脉，则其痛非由阴邪，但由阳虚，故用理中汤加附子、吴黄。二是治随证变。当治疗有效，病情已经发生变化，或因感受外邪，加之年逾八八，肾气就衰，故处方用药亦随之变化。

（2）执两用中。此为孔子吸收"允执其中"（《论语·尧曰》）等殷周以来的尚中观念创立的中庸哲学思想，又简称为"执中"。冉老认为本案"病在上焦，病源在下焦，治法宜求之中焦。盖执中可以运两头"，拟理中汤加附子、吴茱萸，温中焦以启上下。此可谓中庸思想的具体体现。从中医思维而言，《素问·刺禁论》提出"脾为之使"，张琦《素问释义》解释说："中枢旋转，水木因之而左升，火金因之而右降。"黄元御《四圣心源》发挥说："四维之病，悉因于中气。"故"诸病不愈，必寻到脾胃之中，万无一失"（《慎斋遗书》），

叶天士则明确指出："上下交损，当治其中。"(《临证指南医案》卷一)

（3）刚柔相济，阴中求阳。莫枚士《研经言》云："药性有刚柔，刚为阳，柔为阴。故刚药动，柔药静。"药性辛热燥烈者为刚，阴柔滋润者为柔。本案用药冉老注意到"理中加附子虽曰对证，而参、术呆钝，徒滞中焦；桂、附刚烈，反伤阴液"，并从小建中汤、复脉汤受到启发，于阴中求阳、刚柔相济而获良效。可惜冉老并未详细记载"阴中求阳"的具体方药。

（4）慢病缓图。张介宾《景岳全书·传忠录》云："凡久远之病，则当要其终始，治从乎缓，此宜然也。"本案冉老从理中汤加附子、吴茱萸，改为阴中求阳、刚柔相济之方药，同时"丸剂常饵"，用药缓缓扶持，假以时日，以稳中取效，采用慢病缓图的治疗思路。

5.8 胸痹胸阳不振，痰瘀互结案

《中医心血管疾病医案荟萃》载：巩某，男性，50岁。主因"胸闷、胸痛1年余，加重1个月"，于2010年2月8日初诊。患者1年前因胸闷，胸痛，遂就诊于山大二院，行CT血管造影（CTA）检查示：右侧冠脉近端多发软斑块及混合斑块形成，右侧冠脉中远端闭塞，左前降支近端及左边缘支中远端软斑块及混合斑块形成，诊为"冠心病"，治疗给予拜阿司匹林肠溶片100mg，每日1次，洛伐他汀10mg，每日2次，倍他乐克12.5mg，每日2次。1个月前患者胸闷、胸痛无明显诱因加重，为求进一步治疗，遂来就诊。就诊时症见：胸闷，憋气，胸部刺痛，痛有定处，平素痰多，色白，易咳，畏寒，偶有乏力，纳可，眠差，二便调，舌淡红，苔薄白，脉弦。既往糖尿病史5年，平素服用二甲双胍、达美康，空腹血糖维持于6.0～7.0mmol/L；既往高血压病史3年，服用雅施达，平素血压控制于120～150/80～100mmHg，否认药物食物过敏史。西医诊断为：冠心病，心绞痛。中医诊断：胸痹；辨证为胸阳不振，痰瘀互结。治法：健脾化痰，温阳活血通络。处方：丹参饮合二陈汤、桂枝甘草汤加减。药用：丹参30g，檀香9g，砂仁9g，赤芍30g，当归12g，甘草15g，陈皮12g，半夏9g，茯苓12g，桂枝12g，炒白术12g。水煎服，20剂，日1剂，分2次服用。

二诊（2010年3月8日）：患者述服药后咳痰症状消失，仍有胸闷、憋气、胸部刺痛、畏寒，体力可，纳食可，时有眠差，多梦，小便调，大便干，舌淡红，苔薄白，脉细。大便干结为津液不足之象，而瘀血症状较前减轻不甚明显，故拟于原方基础上减少渗湿之品，增益活血祛瘀、润肠通便之品，前方去茯苓，加三七粉3g（冲服），肉苁蓉30g。继用20剂。

三诊（2010年3月29日）：患者述服药后胸闷、憋气及胸部刺痛基本告愈，未再发作，精神体力均佳，畏寒亦明显减轻，纳眠可，二便调，舌淡红，苔薄白，脉细。患者目前无明显不适，但为进一步巩固疗效，原方加水蛭9g以活血化瘀。继用20剂。

四诊（2010年4月26日）：患者述服药后胸痛、胸闷、憋气未再发作，其他诸症亦未再出现，仅偶感体虚乏力，纳眠可，二便调，舌淡红，苔薄白，脉细。患者体虚乏力，考虑其久病耗气，拟加用补脾益气之品。故上方加用党参30g。继用20剂。

分析：

（1）病证结合。本案西医诊断为冠心病、心绞痛；中医诊断为胸痹，辨证为胸阳不振、痰瘀互结证，治以健脾化痰，温阳活血通络，而活血化瘀通络可谓贯穿始终，体现了现代中西医病证结合的诊疗模式。特别是二诊加用三七粉，三诊在患者已无明显宏观瘀血现象的情况下，加用水蛭9g以活血祛瘀，明显是针对西医疾病之基本病机，即脉络闭阻，气血瘀阻而治，也可以说是根据中药药理来使用药物。其按语中也明确指出，现代药理研究表明，三七具有抑制血小板聚集，促进纤维蛋白溶酶的活性，降低血液黏度，促进血栓溶解，改善血液流动的作用。三七总苷有活血作用，可以扩展心脏血管，增加冠脉流量，抑制血栓形成，抗血小板聚集，并可以溶解已形成的血栓，增加营养性心肌血流量。同时，三七也能够降低动脉血压，降低心率，减轻心脏工作量，从而明显减少心肌的耗氧量，可用于治疗心肌缺血、心绞痛及休克。由此也反映了其临床用药兼容药理的原则与思路。

（2）标本论治。中医认为冠心病的主要病机为心脉痹阻，本虚而标实。本虚有气虚、血虚、阳虚、阴虚，心脉失养，且发病过程中又可阴损及阳，阳损及阴，而表现出气阴两虚，气血双亏，阴阳两虚，甚至阳微阴竭，心阳外越；标实为气滞、血瘀、寒凝、痰阻、热毒等阻遏胸阳，阻滞心脉，血瘀贯穿于冠心病发生发展的始终。此案本在胸中阳气虚衰，治病当求其本，故应以补虚为要；然患者痰瘀之标实亦不可忽略，故标本同治，予以健脾化痰，温阳活血通络。

（3）单方合用。成方的临床应用，可根据证情之不同，或单用或合用。张仲景《伤寒论》之桂枝麻黄各半汤、桂枝二麻黄一汤、桂枝二越婢一汤、柴胡桂枝汤诸方，即示人合方治病之法。本案根据患者阳虚、痰阻、血瘀的病机，选用桂枝甘草汤温补心阳，二陈汤燥湿健脾化痰，丹参饮行气活血止痛，三方合用，并配当归、川芎、白芍以养血活血、缓急止痛。全方温阳、化痰、活血兼顾，疾病自可向愈。

（4）增水行舟。本案二诊时患者咳痰症状已经消失，但出现大便干结之津液亏虚之症，故将有利水作用的茯苓去除，加用肉苁蓉以润肠通便，亦有增水行舟之义。

（5）久病耗气。中医认为久病的病机无外乎虚、瘀、痰诸方面。本案发病1年余，第四次诊治时，患者痰瘀互结之证得以解除，而体虚乏力之象得以显现，久病耗气多虚，故加用党参以补气。

5.9 痄 腮 案

《蒲辅周医疗经验》载：闵某，男，9岁，1964年4月29日初诊。腮腺炎发病已一周，两侧肿痛，体温40℃，用银花、菊花、连翘、板蓝根等解毒清热药，高热、肿痛未能控制。请蒲老会诊：头胀身重，困倦乏力，不思饮食，小便短黄，脉浮濡而数，舌苔黄腻。春雨连绵，由湿热内蕴上蒸，治宜通阳利湿。处方：藿香三钱，佩兰三钱，杏仁二钱，连皮茯苓三钱，苡仁四钱，前胡一钱，僵蚕二钱，苦桔梗一钱，生甘草五分，通草一钱，淡豆豉三钱，葱白（后下）三寸。2剂。

4月22日复诊：服药1剂后，周身微汗出，体温下降，小便利，肿势明显消散，头胀身重随减。服2剂后体温趋于正常，饮食增加。脉濡数，舌尖略红，黄腻苔退而未净。病势大减，余邪未净。原方去豆豉、葱白，加苇根四钱、栀子（炒）一钱，继服2剂而愈。

分析：

（1）归纳不当。即根据若干还不够充分的事实推出一般性的结论，忽视了与样本属性相反的事例存在。本案初诊用银花、菊花、连翘、板蓝根等解毒清热药无效，明显是在诊断时忽视了湿邪存在的相关表现，由于归纳不当而导致误诊误治。同时，也可能在诊断思维过程中，以西医解释中医，将腮腺炎视为热毒，忽视了辨证论治所致。

（2）知常达变。腮腺炎，中医称为"痄腮"，一般认为是风热毒邪侵犯人体，热毒上攻头面所致。治疗常用疏风清热解毒之法，多用普济消毒饮、银翘散加减。然此案常中有变，患者表现为头胀身重，困倦乏力，不思饮食，小便短黄，脉浮濡而数，舌苔黄腻，乃典型的湿热内蕴，故改用通阳化湿之法而取效。

（3）排除方法。此案前医从热毒论治，高热、肿痛未能控制，说明此路不通，可排除此诊断重新考虑。

（4）因时制宜。此案辨证，蒲老不仅明辨患者的脉症表现，同时结合季节气候特征，所谓"春雨连绵，由湿热内蕴上蒸，治宜通阳利湿"，用药后患者热退汗出，小便利而病解。

5.10　食　亦　案

《杜雨茂医学文集》载：王某某，女，50岁，干部，1987年9月2日初。多食易饥2年余，初起突感食难解饥饱，日进食四五顿仍感饥饿，每于夜间醒来还要加餐，一昼夜进主食总量由原来的半公斤增至1公斤，至今已达1.2公斤，体重却渐减。曾在西安市几家医院门诊及住院诊治，经多种检验排除了糖尿病及甲状腺功能亢进等，西医未能确诊，辞为不治。转中医治疗亦近1年，多从中消论治，给予滋补之剂，效亦不著。患者遂失去治疗信心，已1年余未再治疗。近因病情有加重趋势，日进食2公斤仍时感饥饿，四肢乏力，故来求予设法诊治。察患者体瘦，面色略暗，大便自罹病以来一直干燥，脉细弦，舌淡红，苔灰白，尿黄，大便干结如栗。分析此病多食而不多饮，尿黄而量不多，历两载有余，体虽疲而未致形削，尚可坚持轻工作，别无他苦，然究属何疾？思之有顷，恍然悟之，此病当属"食亦"。《素问·气厥论》云："大肠移热于胃，善食而瘦人，谓之食亦。"正与此病切合。此患者胃热则消谷善饥，大肠有热则便结，但因脾气虚弱，虽纳食较多却不能较好地运化吸收其精微，故肌肉失养而形体反瘦。治宜清胃润肠，佐以健脾，方用白虎汤合四君子汤化裁。

知母 10g，生石膏 25g（先煎），炙甘草 3g，薏苡仁 25g，升麻 9g，火麻仁 25g，党参 15g，白术 12g，云茯苓 12g。

服药 12 剂后，腹中饥饿感减轻，夜间不需加餐，大便转润。但停药则症复如初。遂于原方中加黄芩 9g、枳壳 9g、地骨皮 12g，以加强清泄之力。服 12 剂后，病情变化仍不明显，且感口渴，考虑前方虽对证而清泄胃肠邪热之力不足。故改用小承气、白虎及四君子汤合方化裁。

酒大黄 6g，枳实 10g，厚朴 12g，知母 10g，生石膏 30g（先煎），炙甘草 6g，薏苡仁 30g，白术 12g，沙参 15g，麦冬 12g。

服 6 剂后即显效，继续服 12 剂，各症渐消除，饭量正常，日进主食半公斤左右，二便正常，近 20 天来体重较前增加 5 公斤，精神转佳，病已告愈。为巩固疗效，宗前法加养阴之品，以防燥热复作。

麦冬 10g，天冬 8g，丹参 18g，女贞子 12g，酒大黄 6g，枳实 10g，厚朴 12g，知母 10g，生石膏 30g（先煎），炙甘草 6g，薏苡仁 30g，白术 12g。

连服 6 剂后停药，观察月余，前病未再复作，体健如常。

分析：

（1）灵感思维。灵感常常是在思维陷入困境，而思维主体又具有大量经验的基础上，因苦思冥想之后突然出现一种解决问题办法的思维活动。本案面对"食亦"这一疑难杂症，众医束手无策，杜老也是思之有顷，方恍然悟之，认为此病当属"食亦"。

（2）样例类比。从认知心理学的角度而言，中医临床诊治疾病，大多是在面临新病例时，将之与大脑中存储的病证的样例或模型进行联想、比较，由此做出诊断或确定治疗方案。中医经典著作记载了很多可供临床诊治借鉴的有效样例，本案即是借助于《素问·气厥论》记载"食亦"的样例而进行诊治的。如杜老治疗一外伤濈然自汗案，腹部外伤经治疗后，患者腹中隐痛，脉缓，手足心及胸部自汗不止，别无所苦，乃断为营卫不和。先用桂枝汤 2 剂，服后无效。再诊时问患者大便情况，告知自外伤后，今已 4 日未大便。因思《伤寒论》第 188 条曰："伤寒转系阳明者，其人濈然微汗出也。"又第 181 条云："不更衣，内实，大便难者，此名阳明也。"此病人手足及胸部濈然汗出不断，加之大便困难及腹痛，阳明主证已备，脉缓乃邪实于里，脉道迟滞所致，前辨之营卫不和乃误也。遂改用调胃承气汤加桃仁、红花等化瘀药，服 1 剂后大便即通利，汗出全止[①]。这里即以《伤寒论》所载样例，作为临床辨证用药的依据。

（3）用药思维。古人曾有"中医不传之秘在用量"之说，说明中药剂量大小决定治疗效果。当辨证、选方、用药确定后，合理用量是疗效的关键。病重药轻，或病轻药重，均不可能达到理想的效果。本案二诊在服 12 剂后，病情变化仍不明显，且感口渴，考虑前方虽对证而清泄胃肠邪热之力不足，故改用小承气、白虎及四君子汤合方化裁，即从药物用

---

① 杜雨茂. 奇难病临证指南[M]. 西安：陕西科学技术出版社，1993：166.

量的角度考虑问题。

（4）愈后防复。疾病痊愈或病情稳定之后，还要注意预防疾病复发与反弹，有针对性的采用以扶助正气为主，祛邪为辅的方法，进行一段时间的病后持续治疗。本案在疾病告愈后，为巩固疗效，宗前法加养阴之品，以防燥热复作。这种愈后防复的思想，也是中医治未病原则的基本内容之一。

5.11 阳虚高血压案

《周仲瑛医案赏析》载：潘某，女，63 岁，2001 年 2 月 1 日初诊。患原发性高血压 20年余，常服中药治疗，但血压一直不稳，且最后呈上升趋势（170～202/100～125 mmHg）。

刻下头晕胀，视糊，左侧目睛转动灵活，左足清冷不温，左臂乏力，难持重物，肢麻，腿足酸软，足底酸痛，舌苔薄，质淡，脉细，BP：170 / 125mmHg，查肾功能正常。肾阳亏虚，肝失温养，风木内动，气血失和。

处方：巴戟天 10g，当归 10g，炒杜仲 15g，桑寄生 15g，川芎 10g，生地黄 15g，天麻12g，鸡血藤 12g，怀牛膝 12g，磁石 25g（先煎）。14 剂，日服 1 剂。

二诊：2001 年 2 月 22 日。药后头晕减轻，左足冷感减轻，左半侧胸闷、噫气为舒，右目视物模糊，舌苔薄，质淡，BP：160 / 96mmHg。温养肝肾有效，原法巩固，前方加青木香 6g，每日 1 剂。

三诊：2001 年 4 月 16 日。药服 1 个月，停用 3 周，头晕不显，左手臂酸、麻木，手掌略有浮肿，左下肢筋脉牵引疼痛，足底酸痛，行走不利，舌苔薄，舌质淡，脉细，BP：160 / 90mmHg。肝肾亏虚，气血失调，仍当温养，前方去生地黄、磁石，加天仙藤 12g，稀莶草 15g，每日 1 剂。

四诊：2001 年 5 月 28 日。前药服用 1 周后，血压基本稳定，今测血压为 142 / 84mmHg，但左膝关节仍有酸痛，下肢筋脉时有拘急，行走不利，右手臂时有麻胀，苔薄黄质黯，脉沉细。肝肾不足，阴中火衰，守法巩固，此后血压始终在正常范围内，用药虽有随症加减，但治法不变，已经四年，血压稳定。

分析：

（1）常变思维。中医认为高血压病病机多本虚标实，虚者为肝肾阴虚，实者以风、火、痰、瘀多见。或因风阳内盛，或因阴虚阳亢，上扰清窍；或因脾失运化，痰湿中阻；或因瘀血内停，痹阻脑窍所致。但常中有变，一部分病人则表现为阳气虚损证候。究其因机，若素体阳气不足，或年高阳气亏虚，或热病过用寒凉，克伐阳气，或久病阴损及阳，则可致阳气匮乏。阳气一虚，阴寒内生，一则寒性凝滞，使气血运行不畅，滞涩脉中；二则寒性收引，使血管挛缩，脉络绌急，亦即血管呈现一种高收缩状态。现代医学研究证明，老年高血压特点是半数以上以收缩压升高为主，其血流动力学特点为外周血管阻力增高，而心排血量正常或降低，多属于低肾素型高血压。临床表现为头痛头晕，肢体凉麻，尚可见有恶寒怕冷、溲清便溏等一些全身症状。

（2）阳虚生风。一般认为内风的生成乃因于热盛、阳亢、阴虚、血虚，周仲瑛认为肾阳亏虚，阴中火衰，既可火不归宅，虚阳浮越于上；亦可因肾虚不能温养肝木助其生发条达，而致虚风内动。故通过温肾气，可以达到潜纳虚阳，导火归宅，养肝息风，温通气血的目的。对于阳虚型的高血压则应予温养肝肾为主，兼以益气活血，化痰祛瘀，方宗二仙汤加减。

（3）调理气血。高血压病人，除兼见风、火、痰、瘀、虚等多重病理因素外，每有气血失调表现，有时气血失调甚至成为主要病理因素。周仲瑛认为脏腑阴阳的正常功能活动，是生化气血并主宰其运行的基础，脏腑阴阳失调也必然引起气血运行的反常，而气血运行的紊乱又加重脏腑阴阳的失调。阴阳失调虽是高血压病之根本，而阴阳失调的表现方式则是脏腑气血的失调，气血失调是高血压病阴阳失调的具体表现。故在温养肝肾的同时，以温运气血，药用如当归、川芎，使气血冲和，阴阳自平。

（4）阴阳相济。本案用巴戟天、炒杜仲、桑寄生等温补肝肾，配生地黄滋阴济阳，寓阴中求阳之义。

（5）中西合参。本案对病机的分析以及用药，均体现了中西医合参的思路。如论病机之气血失调，提出现代医学研究证实，小动脉的痉挛、微循环的障碍、心脑肾等重要脏器的供血不足是高血压病患者的主要病理改变。论阳虚血压升高也借鉴了西医学的相关理论。再如二诊加用青木香6g，即取其有降压作用。青木香苦寒，行气、解毒、消肿，本不适宜于虚寒患者，但现代研究证实，其粗制剂对各种动物，无论静脉注射或口服均能引起一定的降压作用，一般煎剂作用较强。方中杜仲、桑寄生、牛膝、珍珠母等，也有一定的降压作用。

5.12　顽固性失眠案

节某某，女，52岁，教师，1989年3月18日就诊。述因惊吓染患失眠30余年，始为入寐困难，闻步履、门响、人语等声扰辄醒，醒后不能再寐，家人倍摄手足而行，莫敢触冒，每日睡眠不足4个小时，甚者彻夜不眠。良医数更，中西药并进，针灸按摩、气功保健、土单验方、求神拜佛遍施，终无一效。近几年尤为严重，连日不眠，甚则月余，终日苦不堪言。但精神状况尚可，饮食如故，仍能坚持工作，旁无他症。谈叙间，随取往日病例处方一大厚叠，余逐观之，率多按养血安神论治，镇心安神、养阴清热、涤痰清心、活血化瘀、消食和胃者亦复不少。余聆视病情，也感茫然，讶为顽症。弹思再三，忽悟失眠一症，病因虽繁，但总属阴阳失调，阳不交阴，治疗也当着眼于此。奈苦无良方，辗转思维，蓦然忆及小柴胡汤正是调和阴阳之方，不妨一试，乃疾疏方：柴胡15g，半夏、黄芩、人参、甘草各 10g，生姜 5 片，大枣 5 枚。嘱令千里流水煎之。患者对治愈早已懊丧，今又见药简量轻，平淡无奇，直摇头长叹。余释其病理，言此方乃医圣先师调和阴阳之祖方，心诚则灵。千里流水煎药，乃为奇处，《本草纲目》云："流水者，大而江河，小而溪涧，皆流水也。其外动而性静，其质柔而气刚，主治……阳盛阴虚，目不能瞑。"患者将信将疑取药而去。不意翌日来告，昨天服药，当夜即安然入睡，一觉竟 10 个小时，醒后精神疲惫，仍有睡意。既效不更，仍宗前方，6 剂诸症竟悄然而去。余为之获效速捷而惊讶，恐其病久疗效不固，嘱再进三剂，以收全功。一年后追访，安然无恙①。

分析：

（1）逻辑思维。失眠的中医病机，一般概括为心脾两虚、阴虚火旺、心肾不交、肝郁血虚、心虚胆怯、痰火内扰、胃气不和。本案历经众多医生诊治，针对上述病机的治疗均未获效，故采用排除法可以加以排除，而当另辟蹊径。作者在按语中分析获效的机理，认为小柴胡汤是治疗少阳病之主方，《内经》云少阳为枢，处于"阳"与"阴"之间。故它可司表里之开合，任气机之出入，主气血之升降，掌阴阳之运转。本案失眠乃邪荡于阴阳之间，枢失转运，阳不交阴。小柴胡汤为转运少阳枢机之专方，正切合本案病机，故获卓效。这种分析亦采用了逻辑思维的方法。

（2）灵感思维。灵感思维是指主体在积累大量经验的基础上，在有意识的创造活动中，因苦思冥想之后突然出现一种短暂的最佳思维状态或活动，是因智慧升华而产生顿悟或思想闪光，瞬间解决问题、完成创新的思维活动。本案医生面对患者病情，初始"茫然，讶为顽症"，弹思再三，忽悟总属阴阳失调，阳不交阴；"奈苦无良方，辗转思维，蓦然忆及小柴胡汤正是调和阴阳之方"。此正是灵感思维的一种特征体现，即一个想法、一个念头在头脑中突然闪过，闭塞许久的思路顿时贯通，缠绕多日而未能解决的问题迎刃而解了。

（3）阴阳辨证。阴阳为中医辨证之总纲，《景岳全书·传忠录》曰："凡诊病施治，必须先审阴阳，乃为医道之纲领。医道虽繁，而可以一言蔽之者，曰阴阳而已。"本案在辨证陷于困境时，正是从抓阴阳之总纲入手，所谓"病因虽繁，但总属阴阳失调"。按语中并引《类证治裁·不寐》云："阳气自动而静，则寐；阴气自静而动，则寤；不寐者，病在阳不交阴也。"进一步从营卫阴阳昼夜节律的角度加以分析，认为病在少阳枢机不运，乃使表里开合无度，气血运行紊乱，阳气夜不能入于阴分。小柴胡汤最切病机，它以轻清芳香之柴胡疏通气机，以人参、生姜发越在里在下之阴，以黄芩、半夏降敛在上在外之阳，姜、枣调和表里之荣卫。本方寒热并用，攻补兼施，既疏利三焦气机，又宣通内外气血，堪称调和阴阳之祖方。

（4）取象比类。这里煎药用千里流水，源自《灵枢·邪客》所载治疗阴阳不和失眠的半夏秫米汤，用千里以外的流水，取其具有流动的性质，有助于纠正体内阴阳之气不通，故《灵枢·邪客》断言："饮以半夏汤一剂，阴阳已通，其卧立至。"此乃取象比类思维方法的典型应用。

（5）暗示诱导。即医生采用含蓄、间接的方式，对患者的心理状态产生影响，以诱导患者"无形中"接受医生的治疗性意见，或通过语言等方式，剖析本质、真情，解除患者

① 任宏程. 小柴胡汤治疗顽固性失眠机理试析[J]. 国医论坛, 1990, (4): 44.

疑惑，或使其产生某种信念，或改变其情绪和行为，甚至影响生理功能，以治疗心理疾病的一种心理疗法。本案对失眠的治疗，也重视心理疏导，告知患者所用小柴胡汤乃医圣先师调和阴阳之祖方，借《本草纲目》之论说明千里流水神奇妙用，都含有暗示诱导的作用。故作者按语中也明确指出，嘱患者取千里流水煎药，除取其药用外，还意在鼓舞患者勇气，调动体内的有利因素，以祛病抗邪。

5.13　尿毒症案

《黄一峰医案医话集》载：顾某，男，19 岁。肾炎尿毒症。初诊：据述 11 月初去北京返回时，中途车停济南站数小时，因车厢中人挤，欲解小便未成，遂致小便不通。至车抵苏州站时已 50 小时。小便闭而不通，全身浮肿，神昏气逆喘促，即送往某医院抢救。经注射利尿剂，小便仍不通。因尿道肿甚，亦无法导尿。经实验室检查诊断为尿毒症。患者绝望回家，邀黄老出诊。诊见遍体浮肿，神志昏糊，气逆喘促，舌体胖，苔白腻，脉细濡不大。良由冬寒，远道跋涉，感寒劳累过度所致。素有肾炎史，近又寒邪水湿蕴阻不化，遍体浮肿 3 天，小溲闭而不通。此系脾肾阳虚，水湿不化，水气泛滥莫制，逆射于肺而喘咳气逆。拟先疏邪豁痰以通窍，分利水湿以消肿。

甜葶苈 1.5g，苏子 9g，老苏梗 9g，防己、防风各 9g，桔梗 4.5g，紫菀 4.5g，陈皮 6g，茯苓皮 15g，猪苓 12g，泽泻 9g，细木通 1.5g，川椒目 2g，车前子 12g（包），鸡内金 9g，川桂枝 8g。

另至宝丹一粒，先开水化服。血珀末 1.8g，早晚各 0.9g 调服。

外用方：食盐 60g，葱 60g，加水 5 磅煎，用毛巾浸透绞干，热敷少腹。

二诊：服药后，神志略清，面浮足肿稍退，小溲略通，但仍涓滴不畅，口腻，舌淡苔黄腻。拟再运脾化湿，以消肿胀。尿常规：蛋白（+++），红细胞（+++），脓细胞（+）。血压 140 / 100mmHg。

甜葶苈 1.5g，防己、防风各 9g，苏子 9g，茯苓 15g，五加皮 9g，冬瓜皮 9g，泽泻 9g，川椒目 2g，车前子 12g（包），砂仁 1.5g，鸡内金 9g，老姜衣 15g。2 剂。

三诊：药后小溲得畅，肿势逐减，气闷口腻，苔黄，胃纳不香。拟再通阳化湿利水以消肿胀。尿常规：蛋白（++），红细胞（+）。

防己、防风各 9g，白薇、白前各 9g，川萆薢 15g，川桂枝 3g，茯苓皮 15g，老姜衣 1.5g，白术皮 6g，香橼皮 6g，砂仁 1.5g，鸡内金 9g，泽泻 9g，川椒目 2g。

根据上方调治半月后，病人自己能来门诊。

四诊：诸恙渐安，以肾气丸早晚各服 4g，调补肾阳，以资巩固疗效。1 月后精神转佳，体力恢复。结婚后，迄今身体健壮，已喜添一子。

分析：

（1）标本缓急。本案尿毒症中医辨证为脾肾阳虚，水湿泛滥，浊阴蒙蔽清窍，三焦气化失常。利小便、消水肿是治疗的关键，急则治其标，"内服方中投以至宝丹，辟秽开窍，能祛阴起阳，主展神明；再配以温阳化气、分利水湿之剂。外用辛香通利方，热敷少腹，幸得小便畅通，神识转清。连诊数次，浮肿全消，使患者终于由危急而得生机"。然后用肾气丸调补肾阳，缓以治本。

（2）内病外治。食盐葱白热熨疗法是我国古代流传下来的一种物理疗法。其方法是将食盐、葱白煮水后，迅速用布蘸湿，放在患者身体的特定部位上，做来回移动或反复旋转按摩。食盐葱白热熨疗法对于寒证有一定作用。这类患者多有畏寒、手足欠温、小便清、大便稀、舌淡苔白等症状。葱白味辛性温，辛能散能行，具有通阳散结、解毒、宣通经脉之功能。食盐咸能软坚，炒热后热熨，助葱白之辛通，可使郁阻之经络通畅，故能帮助阴肿消退。

（3）用药经验。本案用药值得商榷处有二：一是方中杂以苦寒利水之品，牵掣通阳化气之力，复又以至宝丹开窍。至宝丹虽能辟秽开窍，毕竟属于凉开之剂，并无祛阴起阳之功。方杂不专，故效不显。二诊去之，效始著，然方药仍然未精，防己大苦大寒，虽行水，但于阳虚水肿者不宜。原方桂枝通阳化气，于此证颇宜，原应倍其量而用之，何以二诊反去？二是水肿治疗最多采用温阳利水法，投真武汤、五苓散等。从临床观察到，温阳利水之剂对尿毒症早期患者、对利尿剂有反应者尚能起到一定的利尿作用，因中晚期患者对利尿剂已失去反应，越利水则水肿越甚，越温补则变证蜂起。中晚期患者、对利尿剂无反应及出现贫血时应慎用温补之剂，此时若服用温阳益气药，反而会出现肌酐、尿素氮上升，水肿加剧。因此，必须采取活血化瘀以折其郁热，通阳利水以降其涩滞。若阳虚症状明显者，可适当用一些温补之品，但量不宜过大。这样才能达到温而不燥、补而不滞、扶正而不助邪的目的。

5.14 胃 下 垂 案

《上海老中医经验选编》载：张某，女，50岁。初诊：1957年4月23日，胃脘胀满，饥而不能进食1月余，每天吃1两亦感困难，夜寐不安，易怒，苔薄质淡，脉细。曾服大黄苏打片后，腹泻，体重下降。钡餐检查发现胃下垂6cm，胃张力较低。证属中气不足，气滞不畅。治当补中益气，理气畅中。

炒党参9g，黄芪9g，当归9g，白芍9g，升麻9g，香附9g，郁金9g，八月扎9g，厚朴花2.4g，砂仁3g（后下），沉香1.2g，清炙草9g，钩藤9g，磁石30g，宁志丹9g（包）

二诊：5月8日。服药10余剂，效果不显，胃脘胀满，进食困难依然，苔薄质淡，脉细。体弱气滞湿阻，姑拟芳香化湿，理气畅中，以观动静。

苏藿梗各 9g，佩兰 9g，厚朴 2.4g，苍术 4.5g，八月札 9g，白豆蔻 3g，徐长卿 9g，半夏 4.5g，白芍 9g，生姜 9g，六曲 9g，清炙草 4.5g。

三诊：5 月 16 日。饥仍不能进食，食则胀满益甚，情绪急躁易怒，苔薄脉细。未见好转，日久气滞郁而伤阴，应予养胃阴、清胃热之剂。

竹叶 9g，连翘 9g，黄连 2.4g，麦冬 9g，生地 9g，丹皮 9g，升麻 9g，当归 9g，炙甘草 9g，麻仁丸 4.5g（吞）。

连服 22 帖，症状逐渐改善。于 6 月 4 日门诊随访，病员每日进食 3 两，脘不胀。

分析：

（1）以西释中。本案以胃脘胀满、饥不欲食为主症，上消化道钡餐造影诊断为胃下垂。初诊受西医诊断的影响，以胃下垂对应中医之中气下陷，治必升举，法以益气、升举、降气、镇肝、宁志杂投，服药 10 余剂，症情如故。

（2）气虚则阻。初诊辨为"中气不足，气滞不畅"，即考虑了气虚推动无力，可同时伴有气机阻滞，故提出治法为补中益气、理气畅中。然用药又杂投大队疏气镇坠之品，既或证属中气虚陷者亦必少效。遇此病证，如确属中气虚陷，又兼见气滞时，宜于升举之中加用枳壳疏导气滞，且又能恢复胃肌之张力，改善胃肌松弛状态。枳壳一药，诚为治胃下垂、子宫下垂之良品。如无气滞，纯属虚陷者，亦可用之，可疏导益气之壅，既有疏补互施之意，又收升提恢复张力下降之功。

（3）归纳不当。胃脘胀满、饥不欲食俱见，以脾气虚、胃阴不足为主，故属气阴不足之证。本案初诊为中气不足，气滞不畅，治疗效果不显；二诊转以气滞湿阻，中焦不运辨之，改用芳香化湿方药，依然如故。两次失利的教训，使医者对病情重新全面分析，发现前两次辨证，忽略了患者夜寐不安、情绪急躁易怒、脉细等脉症，从逻辑角度而言明显为归纳不当。食则胀满，急躁易怒，是气滞而伤阴之象，所谓气有余便是火，火郁伤阴，故改用养胃阴、清胃热的清胃散加味，连服 22 剂，症状才逐渐改善并终至胀消。

（4）知常达变。胃下垂一般以中气下陷为多见，但不能绝对化，必须知常达变。本案最终正确辨证根据患者烦躁易怒，考虑气滞失舒；据其饥不欲食，久治不愈，考虑胃阴受伤，反常规之法，而以养胃阴之法为治。名老中医在诊治疾病过程中，一般既注意常规治疗之法，又能在常规治法无效或使症状加重之时，随时进行重新分析辨证，抓住某一症状特点，采用出其不意方法。本案患者饥不欲食，是胃阴伤之常见症状；但胃阴伤之患者又多不见胃下垂，当用益气升阳之法无效之时，老中医能根据其饥不欲食的症状特点，选用养胃阴之法治疗，竟取得较好疗效，这正是名老中医灵活运用常法与变法的典型案例。

5.15 妊娠目疾案

文某某，女，22 岁，农民。妊娠 8 个月，合并目疾。诊见左眼胞睑红肿，肿胀如杯，白睛混赤，黑睛当中布满凝脂，黄液上冲，视物不见，伴头痛剧烈，目似针刺，潮热谵语，表情痛苦之极，腹胀痛，胎躁动，手足出汗，纳差，便秘 8 日未下，舌苔焦黄，脉滑数。曾请当地医生诊治，因顾护其胎，恐伤胎气，均在辨证处方中加益气养血安胎之品，屡不见效。刘佛刚认为，证属里热实盛、真阴将竭、阳明腑实、毒邪攻目，当以急下存阴为治，方用大承气汤。药用：大黄 15g（后下），芒硝 6g（冲服），厚朴 10g，枳实 6g。水煎取汁温服。服药 1 剂，大便得通，诸症减轻。服药 5 剂，诸恙已减大半，遂改用调理之药，旬余而愈①。

分析：

（1）排除诊断。本案患者妊娠 8 个月，前医在辨证处方中加益气养血安胎之品，屡不见效，即可排除此诊治思路，另辟蹊径。

（2）样例类比。即将临床所见病证与大脑中存储的病证的样例或模型进行联想、比较，由此做出诊断或确定治疗方案。本案即以《伤寒论》所论样例为依据，如《伤寒论》第 220 条曰："二阳并病，太阳证罢，但发潮热，手足漐漐汗出，大便难而谵语者，下之即愈，宜大承气汤。"第 252 条云："伤寒六七日，目中不了了，睛不和。无表里证，大便难。身微热者，此为实也，急下之，宜大承气汤。"而本案患者之潮热谵语，手足出汗，便秘 8 日未下，舌苔焦黄，脉滑数，以及目睛疾病与之相同，故断定为阳明腑实证。

（3）釜底抽薪。一般比喻从根本上解决问题。中医学则用以比喻对火热亢盛之证，采用攻下的方法以清泄火热。本案用大承气汤急下存阴，正是釜底抽薪方法的具体体现。

（4）有故无殒。《素问·六元正纪大论》在论妊娠积聚的治疗时指出："黄帝问曰：妇人重身，毒之何如？岐伯曰：有故无殒亦无殒也。帝曰：愿闻其故何谓也？岐伯曰：大积大聚，其可犯也，衰其太半而止，过者死。"意思是说，对妊娠积聚属于邪实之病证，如果不用作用峻烈的药物，则不足以去其邪，邪气不去则胎气难安，所以用峻烈的药物对母体与胎儿都没有妨碍，即所谓"有病则病当之"。但是必须掌握"衰其太半而止"的尺度，中病即止。本案妊娠 8 个月而左眼几近失明，兼有便闭。目为肝主，肝胆实热则黑睛溃烂；阳明为目下网，阳明腑实则黄液上冲；腑气不通，热邪上扰是该病之本。故大胆应用大承气汤急下存阴、泻热通腑，上病下取，获不伤胎气、目疾亦愈之功。"有故无殒亦无殒"，强调"有是故而用是药""有病则病受之"，充分体现了中医辨证思维的特点，不仅是妊娠用药的重要原则之一，对恶性肿瘤、内伤杂病的治疗也有启发意义，现代还成为临床药物毒性评价的重要思路与方法。

① 刘艾武. 上病下取医话一则[J]. 中医函授通讯，1994，（4）: 22.

主要参考文献

陈波. 逻辑学十五讲[M]. 第 2 版. 北京：北京大学出版社，2016

陈家英. 古今中医治法精要[M]. 上海：上海中医药大学出版社，1997

陈明，刘燕华，李方. 刘渡舟验案精选[M]. 北京：学苑出版社，1996

陈明. 黄帝内经临证指要（藏象篇）[M]. 北京：学苑出版社，2006

陈四清. 周仲瑛医案赏析[M]. 北京：人民军医出版社，2008

杜雨茂. 奇难病临证指南[M]. 西安：陕西科学技术出版社，1993

关晓光. 中医心理学概论[M]. 北京：中国中医药出版社，2020

何绍奇. 读书析疑与临证得失[M]. 增订版. 北京：人民卫生出版社，2005

贺学泽. 医林误案[M]. 北京：中国中医药出版社，2010

姜德友. 中医临床思维方法[M]. 北京：中国中医药出版社，2017

焦树德. 焦树德临床经验辑要[M]. 第 3 版. 北京：中国医药科技出版社，2017

李灿东. 中医误诊学[M]. 福州：福建科学技术出版社，2003

刘蓬. 实用中医耳鼻喉科学[M]. 北京：中国中医药出版社，2020

鲁兆麟. 中医临床思维方法[M]. 北京：北京科学技术出版社，2013

明·江瓘. 名医类案[M]. 北京：人民卫生出版社，1957

彭建忠，杨连柱. 赵绍琴验案精选[M]. 北京：学苑出版社，1996

彭漪涟，马钦荣. 逻辑学大辞典[M]. 上海：上海辞书出版社，2010

秦伯未. 清代名医医案精华[M]. 上海：上海科学技术出版社，2011

清·程杏轩. 杏轩医案[M]. 储全根，李董男校注. 北京：中国中医药出版社，2009

清·王九峰. 王九峰医案[M]. 北京：中国中医药出版社，2007

清·魏之琇. 续名医类案[M]. 北京：人民卫生出版社，1957

清·谢星焕. 得心集医案[M]. 任娟莉校注. 北京：中国中医药出版社，2016

清·俞震. 古今医案按[M]. 北京：中国中医药出版社，1998

清·张聿青. 张聿青医案[M]. 北京：人民卫生出版社，2006

邱鸿钟，梁瑞琼. 传统中医心理案例新解[M]. 广州：暨南大学出版社，2018

冉雪峰. 冉雪峰医案[M]. 北京：人民卫生出版社，2006

单书健，陈子华，石志超. 古今名医临证金鉴·奇症卷[M]. 北京：中国中医药出版社，2011

上海市卫生局. 上海老中医经验选编[M]. 上海：上海科学技术出版社，1980

苏州市中医院整理. 黄一峰医案医话集[M]. 北京：中国中医药出版社，2013

王阶. 中医心血管疾病医案荟萃[M]. 北京：人民卫生出版社，2012

邢玉瑞.《黄帝内经》研究十六讲[M]. 北京：人民卫生出版社，2018

邢玉瑞. 中国古代天人关系与中医学研究[M]. 北京：中国中医药出版社，2017

邢玉瑞. 中医方法全书[M]. 西安：陕西科学技术出版社，1997

邢玉瑞. 中医模型化推理研究[M]. 北京：中国中医药出版社，2021

邢玉瑞. 中医学概念问题研究[M]. 北京：中国中医药出版社，2017

邢玉瑞. 中医哲学思维方法研究进展[M]. 北京：中国中医药出版社，2017.

严道南，黄俭仪，陈小宁. 医案中的辨证思维——百岁名医干祖望医案品析[M]. 北京：人民军医出版社，2011

岳美中. 岳美中医学文集[M]. 北京：中国中医药出版社，2005

张介眉. 兵学与中医学[M]. 北京：中国中医药出版社，2017

张锡纯. 医学衷中参西录[M]. 北京：中医古籍出版社，2016

赵天才，董正华. 中医春秋：杜雨茂医学文集[M]. 北京：中国医药科技出版社，2015

中国中医研究院. 蒲辅周医疗经验[M]. 北京：人民卫生出版社，2005

钟东屏. 诊断逻辑学[M]. 贵阳：贵州科技出版社，1991

周建武. 科学逻辑——逻辑推理与科学思维方法[M]. 北京：中国人民大学出版社，2020